Übungsbuch Klinisches EEG

T0177436

Übungsbuch Klinisches EEG

Hubertus Kursawe

Übungsbuch Klinisches EEG

Atlas mit 280 Beispielen

Unter Mitarbeit von Isolde Flemming und St. Karol Kubicki

Mit einem Geleitwort von Karl M. Einhäupl

Mit 316 Abbildungen

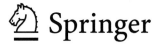 Springer

Hubertus Kursawe
Berlin, Germany

ISBN 978-3-662-56755-5   ISBN 978-3-662-56756-2 (eBook)
https://doi.org/10.1007/978-3-662-56756-2

Die Deutsche Nationalbibliothek verzeichnet diese Publikation in der Deutschen Nationalbibliografie; detaillierte bibliografische Daten sind im Internet über http://dnb.d-nb.de abrufbar.

Springer
© Springer-Verlag GmbH Deutschland, ein Teil von Springer Nature 2004, 2008, 2018
1. und 2. Auflage erschienen bei DESITIN ARZNEIMITTEL GMBH, Hamburg

Umschlaggestaltung: deblik Berlin
Fotonachweis Umschlag: © yacobchuk/istockphoto.com, Symbolbild mit Fotomodell

Springer ist ein Imprint der eingetragenen Gesellschaft Springer-Verlag GmbH, DE und ist ein Teil von Springer Nature
Die Anschrift der Gesellschaft ist: Heidelberger Platz 3, 14197 Berlin, Germany

Geleitwort

Ein wesentliches Ziel jeder medizinischen Aus- und Weiterbildung ist es, das diagnostische Urteil zu schärfen. Am erfolgreichsten hat sich dabei eine höchstmögliche Praxisnähe erwiesen, die sich in vielen Komplexvorlesungen und interaktiven Seminaren vermitteln ließ.

Insofern ist es sehr zu begrüßen, dass mit diesem Übungsbuch der klinischen Elektroenzephalographie eine Sammlung vorgelegt wird, die dazu beiträgt, klinisch relevante Situationen mit dem EEG zu analysieren und diese Analyse didaktisch zu vermitteln. Dabei wird nicht in erster Linie der Schwerpunkt auf methodische Spezialitäten gelegt, sondern vielmehr der Beitrag des EEG als diagnostischer Mosaikstein zwischen klinischer Situation, Bildgebung und Neurophysiologie herausgearbeitet. Die Erfahrung der Autoren aus über 30 Jahren Weiterbildungstätigkeit trägt dazu wesentlich bei. Besonders wichtig finde ich die Erweiterung des Atlas um ein Kapitel, das sich vor allem mit Fällen aus der neurologischen Intensivmedizin befasst. So wünsche ich dem Werk eine möglichst breite Anwendung und Vermittlung.

Karl M. Einhäupl
Vorstandsvorsitzender der Charité –
Universitätsmedizin Berlin
Berlin im Februar 2018

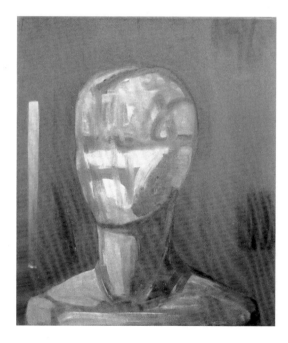

Kopf – Innenansicht. Öl auf Nessel, Anna-Maria Kursawe (2001)

Geleitwort zur ersten Auflage des Atlas zur Einführung in das EEG 2004

Die erfolgreichste Fortbildung ist die praxisnahe. Die Deutsche Gesellschaft für Klinische Neurophysiologie hat das schon sehr früh – als sie noch den Namen Deutsche EEG-Gesellschaft trug – erkannt und umgesetzt. Doch zeigt sich im Rückblick, dass die Fortbildung ganz erheblich von der aktuellen Vervielfältigungstechnik abhängig war.

Erste Ansätze zu gemeinsamen Übungen von Teilnehmern an EEG-Kongressen machte Mitte der 1950er-Jahre Richard Jung – Genius, Spiritus movens und erster Ehrenpräsident der Deutschen EEG-Gesellschaft. Er projizierte EEG-Epochen per Dia an die Leinwand, und die Versammelten begannen, die Ausschnitte zu beschreiben, zu interpretieren und zu diskutieren. Ein großer Nachteil dieser Methode war, dass die Teilnehmer keine Gedächtnisstützen – also die Kurvenbeispiele – mit nach Hause nehmen konnten, um dort in Ruhe die geäußerten Meinungen noch einmal zu überdenken, denn diese waren nicht selten durchaus divergent.

In unseren Kursen an der Universität, mit Teilnehmerzahlen um die 20 bis 30 herum, behalfen wir uns zunächst damit, von relativ kontinuierlichen und stabilen oder sich wiederholenden EEG-Veränderungen lange Ableitungen zu machen, um jedem Teilnehmer einen signifikanten Abschnitt in die Hand zu geben. Dieses Verfahren schloss naturgemäß seltene Ereignisse aus, aber auch Besonderheiten innerhalb der kontinuierlichen Veränderungen. Die Begrenztheit der Möglichkeiten war evident. Es wurde schnell klar: Wirklich annehmbar ist es nur, wenn jeder Teilnehmer exakt die gleiche Vorlage in der Hand hält. Die Abhängigkeit vom technischen Stand des Kopierens war also offensichtlich. Eine zufriedenstellende Form wurde erst mit dem Aufkommen der Trockenkopierer erreicht.

Die ersten Versuche mit Kopien machten wir in den EEG-Kursen der Fortbildungskongresse der Bundesärztekammer, in denen wechselnd zwischen 20 und 40 Teilnehmer saßen. Jetzt hatte jeder den gleichen EEG-Abschnitt vor sich, der zugleich über ein Dia an die Wand geworfen wurde und gemeinsam diskutiert werden konnte; die Teilnehmer konnten sich in ihre Kurvenvorlage Notizen hineinschreiben und die Blätter später noch einmal in Ruhe durcharbeiten. Ein großer Vorteil war zudem,

dass die Kopien im Verhältnis 1:1 vorlagen und die Kollegen sich auch im Messen üben konnten.

Die Erfolge ermutigten uns, die Methode auf die Fortbildungskurse der Gesellschaft im Rahmen der Jahrestagungen mit bis zu 250 Teilnehmern zu übertragen. Der Erfolg war bemerkenswert. Der Dozent trug seine Interpretation vor, ein Kodozent die seine. Nicht selten war man sich uneinig, was für lebhafte Diskussionen sorgte, die den Teilnehmern die ganze Palette der Interpretationsmöglichkeiten offenbarte.

Zudem konnte die Gesellschaft auf diesem Wege auch die Terminologie vereinheitlichen – mit dem Ziel einer gemeinsamen Sprachregelung für die elektroenzephalographischen Phänomene. Außerdem setzten sich über die Ableitungsbeispiele die optimalen Elektrodenschaltungen durch.

Über die didaktische Anordnung von Themen nahmen die Vorlagenhefte mehr und mehr den Charakter von Lehrbuchabschnitten an, und manche Kollegen legten sich ganze Sammlungen solcher Kursvorlagen zu. Womit wir beim Kern der vorliegenden Präsentation sind: Hier bieten wir ein Heft mit Übungsvorlage für die Themen „Vigilanzeinflüsse auf das EEG", „epileptische Phänomene" und „Veränderungen bei intensivmedizinischen Behandlungen" an, in der Hoffnung, dass diese Form für die Teilnehmer eine Erfolg steigernde Erweiterung des Kurses darstellt.

St. Karol Kubicki
Berlin im Frühjahr 2004

Vorwort

Der vorliegende Atlas ist ein Praxis- und Übungsbuch und soll dem klinisch tätigen Arzt und der neurophysiologischen Funktionsassistentin dazu dienen, die in der Weiterbildung erworbenen Kenntnisse zum EEG zu vertiefen und selbst zu überprüfen. Es entstand aus der langen Tradition der Berliner und Potsdamer EEG-Seminare, bei denen die Autoren in drei aufeinander aufbauenden Veranstaltungen im Jahr die Befundung und Bewertung des klinischen EEG vermittelten. Die Sammlung enthält ein breites Kurvenmaterial in einer thematischen Reihenfolge vom normalen bis zum pathologischen EEG. Eine Vollständigkeit wird allerdings nicht näherungsweise erreicht, da es ja vorrangig als Übungsbuch zur Einführung in die klinische Elektroenzephalographie gedacht ist. So sind bei drei Autoren und Kurven aus drei Laboren Überschneidungen und im Einzelfall sogar Doppelungen nicht zu vermeiden – sie waren hingegen ausdrücklich erwünscht, um die „EEG-Handschrift" der Interpreten erkennen zu lassen. Dies betrifft vor allem Beispiele mit Provokationsmethoden, mit epilepsietypischer Aktivität sowie Herden bzw. regionalen Funktionsstörungen und soll helfen, die Flexibilität in der Auswertung zu schulen.

Auf methodische, physiologische und pathophysiologische Grundlagen wurde bewusst verzichtet. Der EEG-Sammlung wurde lediglich ein alphabetisches Glossar für die wesentlichen Begriffe angefügt, die bei den Kurzbefunden unter den Abbildungen verwendet wurden. Ebenfalls im Anhang finden sich EEG-Epochen, an denen der Leser seine eigenen Fähigkeiten anhand eines Kurvenquiz überprüfen kann.

Alle Kurven wurden nach dem 10:20-System von Jasper abgeleitet. Wenn die Montage nicht besonders vermerkt wurde, handelt es sich um bipolare zentrale alternierende Längsreihen. Einzelne Beispiele bei fokalen Epilepsien wurden unter zusätzlicher Ableitung mit den tiefen Temporalelektroden T1 und T2 erstellt, die vom EEG-Computer als Pg1 und Pg2 gekennzeichnet wurden. Die Frequenzfilterung erfolgte bei einem Großteil der EEG abweichend vom üblichen Verfahren mit einer oberen Grenzfrequenz von 30 Hz, was nur in Einzelfällen extra vermerkt ist.

Das Buch basiert auf dem 2004 erstmalig im Desitin-Verlag erschienenen „Atlas zur Einführung in das EEG", der nach einer über vier Jahre erprobten Praxis in einer korrigierten zweiten Auflage herausgegeben wurde. Da es eine überwiegende Zustimmung der Kollegen in der EEG-Ausbildung gegeben hatte, wurden das Konzept des Buches beibehalten und die Kapitel meiner Mitautoren zwar ergänzt, aber nicht verändert. Die durch den Springer-Verlag möglich gewordene Erweiterung betrifft vor allem die insgesamt 114 neuen Abbildungen, die überwiegend im neuen Kapitel „EEG bei speziellen Syndromen, Intoxikationen und postiktualen Zustandsbildern" enthalten sind. Hier geht es um die für den klinischen Neurologen wichtigen Fallbeispiele zu Enzephalitiden, Enzephalopathien, Hypoxien und medikamentösen Einflüssen bis zur Narkose. Auch werden die Variabilität und diagnostische Ausdruckskraft des EEG nach epileptischen Anfällen paradigmatisch gezeigt.

Die vorgenommenen Korrekturen und Verbesserungen betreffen vor allem die Abbildungsunterschriften und die Beispiele zu Normvarianten, die ergänzt wurden. Für die Korrekturen an den vormaligen Ausgaben danke ich vorrangig Prof. Dr. Rabending und Prof. Dr. Noachtar sowie den inzwischen verstorbenen Kollegen Prof. Dr. Kugler und Privatdozent Dr. Zschocke. Die Erweiterungen entstanden überwiegend in den gemeinsamen Kursen mit Privatdozent Dr. Hoffmann in Potsdam.

Mein großer Dank gilt in erster Linie meinen Mitautoren und deren Mitarbeitern im Labor. Für die Ableitungen aus Potsdam waren die EEG-Assistentinnen Frau Busch und Frau Johl, der ich auch für die ausgezeichnete Auf- und Nacharbeitung danke, verantwortlich. Die sorgfältigen Sekretariatsarbeiten verdanke ich meiner Sekretärin Frau Plötz. Besonderer Dank gilt auch Frau Dr. Lerche und Frau Conrad vom Springer-Verlag für die Anregungen bei der Erstellung und Verwirklichung dieses von mir für die weitere EEG-Ausbildung angestrebten Projekts sowie Frau Bahle für das Lektorat.

Ich wünsche mir insbesondere von unseren Seminarteilnehmern eine rege Diskussion und Hinweise zu möglichen Verbesserungen.

Hubertus Kursawe
Berlin im April 2018

Inhaltsverzeichnis

1	**Empfehlungen zur Beschreibung und Beurteilung des EEG**	1
1.1	**Beschreibung des EEG**	2
1.1.1	Allgemein	2
1.1.2	Beschreibung normaler Aktivität	3
1.1.3	Beschreibung pathologischer Aktivität	3
1.1.4	Schema zur EEG-Beschreibung	4
1.2	**Beurteilung des EEG**	4
2	**Das normale EEG**	5
3	**EEG bei Müdigkeit und im Schlaf**	25
4	**EEG unter Hyperventilation und Fotostimulation**	37
5	**Artefakte im EEG**	49
6	**EEG bei diffusen und lokalen Hirnfunktionsstörungen**	71
7	**EEG bei Epilepsien**	95
8	**EEG bei speziellen Syndromen, Intoxikationen und postiktualen Zustandsbildern**	125
8.1	Metabolische Enzephalopathien	126
8.2	Enzephalitis	133
8.3	PLED und BiPLED	145
8.4	EEG bei postiktualen Zustandsbildern	148
9	**Kurvenquiz**	161
9.1	**Auflösung**	177
	Serviceteil	179
	Glossar	180
	Literatur	183
	Quellenverzeichnis	183
	Sachverzeichnis	184

Autor

Kursawe, Hubertus, Prof. Dr. med.
Studium der Philosophie und Medizin, Facharzt für Neurologie und Psychiatrie, Leiter der Abteilung für Klinische Neurophysiologie der Nervenklinik der Charité von 1987–1991, von 1994–2009 Chefarzt der Klinik für Neurologie des Alexianer St. Josefs-Krankenhauses Potsdam

Mitarbeiter

Flemming, Isolde, Prof. Dr. med. em.
Fachärztin für Anästhesiologie und Intensivmedizin, von 1964–1999 an der Charité Berlin, bis 1999 Leiterin der EEG-Abteilung (Charité-Neubau)

Kubicki, St. Karol, Prof. Dr. med. em.
Facharzt für Neurologie und Psychiatrie, Leiter der Abteilung für Klinische Neurophysiologie und Geschäftsführender Direktor der wissenschaftlichen Einrichtung Neurochirurgie, Neurologie der FU Berlin bis 1991, Sekretär der Deutschen Gesellschaft für klinische Neurophysiologie (Deutsche EEG-Gesellschaft) von 1963–1993. Initiator und Herausgeber der Zeitschrift EEG-EMG (heute: Zeitschrift für klinische Neurophysiologie) und Mitherausgeber des EEG-Labor (heute: Das Neurophysiologie-Labor).

Empfehlungen zur Beschreibung und Beurteilung des EEG

1.1 **Beschreibung des EEG** – 2
1.1.1 Allgemein – 2
1.1.2 Beschreibung normaler Aktivität – 3
1.1.3 Beschreibung pathologischer Aktivität – 3
1.1.4 Schema zur EEG-Beschreibung – 4

1.2 **Beurteilung des EEG** – 4

© Springer-Verlag GmbH Deutschland, ein Teil von Springer Nature 2018
H. Kursawe, *Übungsbuch Klinisches EEG*
https://doi.org/10.1007/978-3-662-56756-2_1

1

Die folgenden Empfehlungen zur Beschreibung und Beurteilung des EEG wurden von der Deutschen Gesellschaft für Klinische Neurophysiologie und funktionelle Bildgebung (DGKN) im Mai 2006 herausgegeben.

Die Internationale Föderation der Gesellschaften für Klinische Neurophysiologie (IFCN) hat 1999 eine Reihe von Überarbeitungen und neuen Empfehlungen herausgeben (Deuschl und Eisen 1999). Die Terminologie für klinische Elektroenzephalographie wurde als „Glossar der meistgebrauchten Begriffe in der klinischen Elektroenzephalographie und Vorschläge für die EEG-Befundung" ins Deutsche übertragen (Noachtar et al. Klin Neurophysiol 2004, 35: 5–21 oder Z Epileptol 2005, 18: 78–97). Inzwischen sind auch eine Reihe von Neuerungen in die klinische Elektroenzephalographie eingeführt worden, wie z. B. das digitale EEG, die eine Überarbeitung der von der Deutschen Gesellschaft für Klinische Neurophysiologie in den 1980er-Jahren herausgegeben Empfehlungen erforderlich machten.

Vor dem Hintergrund, die Terminologie international zu vereinheitlichen, sind einige lokale, in der deutschen Tradition verwurzelte Begriffe nicht mehr in der Empfehlung abgebildet, sodass vertraute Begriffe wie die „Allgemeinveränderung" und der „Herd" jetzt fehlen. Sie sind unter dem Oberbegriff „Verlangsamungen" zu finden. Diese umfassen (1) Verlangsamung des okzipitalen Grundrhythmus (Grundrhythmusverlangsamung) und (2) Verlangsamungen (ϑ- und δ-Aktivität), die entweder intermittierend oder kontinuierlich auftreten. Der Begriff der „Allgemeinveränderung" subsumierte diese Kategorien, wenn die Verlangsamungen generalisiert waren. Treten Verlangsamungen regional (fokal) auf, wurde bisher meist der Begriff „Herd" benutzt. Dabei blieb im Alltag oft unklar, ob damit lediglich regionale (fokale) Verlangsamungen oder epilepsietypische Veränderungen gemeint waren. Verlangsamungen sind aber im Gegensatz zu epilepsietypischen Potenzialen unspezifisch und haben keine Assoziation zur Epilepsie. Deshalb wird jetzt auf der ersten Ebene zwischen „Verlangsamungen" und „epilepsietypischen Mustern" unterschieden, ehe eine Unterscheidung nach der Lokalisation (generalisiert vs. regional [fokal]) erfolgt.

Die in den folgenden Richtlinien zur Beschreibung und Beurteilung des EEG vorgeschlagenen Formulierungen sollen als allgemeine Anleitung gelten und können zur Erfassung besonderer Situationen entsprechend angepasst werden.

1.1 Beschreibung des EEG

Die Beschreibung des EEG erfasst alle unten aufgeführten Bereiche, entweder frei formuliert oder unter Verwendung eines vorgegebenen Schemas. Letzteres bietet den Vorteil einer knappen und damit übersichtlichen Notation und erleichtert die systematische Berücksichtigung aller Kriterien (▶ Abschn. 1.1.4).

1.1.1 Allgemein

Die Grundaktivität (Synonym: Grundtätigkeit, Grundrhythmus; obsolet: Hintergrundaktivität) des normalen EEG in allen Altersstufen reicht vom β- bis δ-Bereich. Sie ist über den verschiedenen Kopf-(Hirn-)Regionen unterschiedlich zusammengesetzt und beinhaltet dabei charakteristische Aktivitäten (Muster), die kontinuierlich, intermittierend oder als einzelne Wellen auftreten können. Diese unterschiedlichen Aktivitäten sollten sorgfältig erfasst und anhand folgender Merkmale charakterisiert werden:

- Frequenz
- Amplitude
- Lokalisation (Verteilung, Distribution)
- Morphologie (einschließlich Symmetrie und Modulation)
- zeitliches Verhalten / Häufigkeit (Ausprägung)
- Reagibilität (Reaktivität)

Frequenz

Sie wird als Zahl der Wellen pro Sekunde oder in Hertz angegeben. Bei singulären Potenzialen wird die Dauer (Wellenlänge) gemessen und daraus als Reziprokwert die dazugehörige „Frequenz" errechnet. Anzugeben sind die unteren und oberen Grenzen der jeweiligen Frequenzbereiche, wobei seltene Abweichungen vernachlässigt werden können. Einzelne Wellen oder Komplexe können repetitiv in Intervallen von längerer Dauer als ihrer Wellenlänge auftreten und werden dann periodisch genannt, wobei als Periode das Zeitintervall zwischen ihnen bezeichnet wird.

Amplitude

Ihre Höhe hängt entscheidend von der benutzten Montage ab, weshalb bei jeder absoluten Angabe in μV die zur Messung benutzte Montage mit angegeben werden muss. Die Messung erfolgt über die gesamte vertikale Ausdehnung eines Potenzials, d. h. von Maximum bis Minimum. In der klinischen Praxis ist oftmals eine semiquantitative Abschätzung ausreichend (niedrig, mittel, hoch). Anzugeben sind die Amplitudenminima und -maxima der jeweiligen Frequenzbereiche, wobei seltene Abweichungen vernachlässigt werden können.

Lokalisation

Die Lokalisation kann sehr ausgedehnt über alle Hirnregionen oder sehr umschrieben auf ein Hirnareal beschränkt sein. Generalisierte oder diffuse Aktivität tritt nahezu gleichzeitig überall auf der Kopfoberfläche auf, kann dabei aber ein umschriebenes Maximum aufweisen. Lateralisierte Aktivität ist auf eine Hemisphäre beschränkt. Regionale bzw. fokale Aktivität tritt nur an einigen oder wenigen Elektroden auf. Ist sie auf eine Elektrode beschränkt, muss sie differenzialdiagnostisch von einem Elektrodenartefakt abgegrenzt werden. Sind die Elektroden nach dem 10/20-System gesetzt, gewährleistet die definierte Lage der involvierten Elektroden eine topographische Zuordnung zu den verschiedenen Hirnarealen, sodass die Lokalisation anatomisch-topographisch (frontozentral links, biokzipital) oder unter Verwendung der Elektrodenbezeichnungen (F3/C3, O1/O2) erfolgen kann.

Morphologie

Die Wellen werden monophasisch, bi-, tri- oder polyphasisch genannt, wenn sie die Grundlinie nicht, einmal, zweimal oder mehr als zweimal kreuzen. Wenn die Wellen uniform sind, d. h. annähernd gleiche Frequenz, Amplitude und Form aufweisen, wird die Aktivität als regelmäßig, regulär oder rhythmisch (Sonderform sinusoidal) bezeichnet. Wenn die Wellen morphologisch unähnlich aufgrund unterschiedlicher Frequenz, Amplituden und Form sind, ist die Aktivität unregelmäßig, irregulär oder arrhythmisch. Monomorph bzw. polymorph beschreiben den gleichen Sachverhalt. Lagern sich einzelne Wellen zu kurzen Abfolgen zusammen, bilden sie Komplexe, die wiederum eine reguläre oder unter Umständen auch bizarre Konfiguration aufweisen können.

Scharfe oder steile Transienten haben eine spitze Konfiguration und heben sich klar von der Grundaktivität ab. Unter Symmetrie versteht man die Übereinstimmung der EEG-Aktivitäten über homologen Hirnregionen zur gleichen Zeit. Stellt die Polarität ein wesentliches Charakteristikum einer Aktivität dar, sollte sie ebenfalls erwähnt werden (z. B. POSTS, 6 Hz positive Spitzen). Modulation betrifft das Anwachsen und Abnehmen der Amplituden, z. B. spindelförmig, und bisweilen auch Frequenzen im Bereich von Sekunden.

Ausprägung (zeitliches Verhalten)

Aktivität kann entweder kontinuierlich während einer Ableitung oder intermittierend auftreten. In letzterem Fall kann dies rhythmisch, periodisch oder irregulär geschehen. Sie kann als einzelne intermittierende Wellen oder einzelne Komplexe oder in kurzen Ausbrüchen (Gruppierungen, Paroxysmen) erscheinen. Bei bilateralem Auftreten kann dies synchron, d. h. gleichzeitig über der rechten und linken Hemisphäre (α-Rhythmus) oder asynchron (μ-Rhythmus) geschehen. Unter Ausprägung wird der prozentuale zeitliche Anteil einer Aktivität in einem repräsentativen Kurvenabschnitt verstanden, z. B. α-Aktivitätsindex: gut (>60 %), mäßig (30–60 %) oder gering (< 30%).

Reagibilität

Sowohl physiologische als auch pathologische Aktivitäten können evoziert oder blockiert werden durch spezielle Sinnesreize oder Manöver. Diese Reagibilität sollte bei der EEG-Registrierung nachgewiesen werden:

- Blockieren des α-Rhythmus durch Augenöffnen
- Blockieren des μ-Rhythmus durch Fingerbewegungen

Sie umfasst außerdem:

- Auslösen von K-Komplexen durch akustische Stimuli
- Auslösen von λ-Wellen durch horizontale, abtastende Augenbewegungen

Bei komatösen Patienten kann das Verhalten pathologischer, langsamer Aktivität auf verschiedene Stimuli wie akustische, taktile oder Schmerzreize wichtige prognostische Hinweise geben.

1.1.2 Beschreibung normaler Aktivität

Jede EEG-Befundung sollte die Beschreibung physiologischer Aktivitäten und Muster unter Verwendung der angegebenen Parameter beinhalten:

- Im Wachen:
  - α-Rhythmus (okzipitaler Grundrhythmus – bei Kindern altersabhängig im δ-ϑ-Bereich)
  - μ-Rhythmus
  - λ-Wellen
  - Entsprechen weitere Aktivitäten wie β- und ϑ-Aktivität einem normalen Befund (insbesondere die Ausprägung von ϑ-Aktivität weist eine starke Altersabhängigkeit im Kindes- und Jugendalter auf)
  - bei Kindern und Jugendlichen: okzipitales Delta der Jugend
- Im Schlaf:
  - Vertexwellen
  - Schlafspindeln
  - K-Komplexe
  - POSTS
  - Arousal
  - bei Kindern: hypnagoge ϑ-Gruppen
- Unter Provokationsmaßnahmen:
  - „photic driving" als normale Reaktion während Fotostimulation
  - diffuse Verlangsamung als physiologische Reaktion unter Hyperventilation

1.1.3 Beschreibung pathologischer Aktivität

Pathologische Aktivitäten werden nach genau den gleichen Kriterien wie physiologische Muster analysiert und beschrieben. Pathologische Aktivitäten werden folgendermaßen unterteilt:

- **Verlangsamungen:** Sie manifestieren sich erstens in Form einer intermittierenden oder kontinuierlichen Verlangsamung und zweitens in einer Verlangsamung des okzipitalen Grundrhythmus. Diese Verlangsamungen können generalisiert oder regional (fokal) auftreten. Hiermit sollen die Begriffe Allgemeinveränderung und Herdbefund ersetzt werden.
- **Epilepsietypische Muster:** Diese EEG-Veränderungen sind bis auf einige wenige typische Ausnahmen häufig mit Epilepsie assoziiert und umfassen Wellenformen wie Spitzen („spikes"), scharfe Wellen („sharp waves"), Polyspikes und Spitzen-Wellen-Komplexe (Spike-wave-Komplexe).
- **Besondere Muster:** Diese EEG-Muster sind bevorzugt bei bestimmten Syndromen oder klinischen Konstellationen anzutreffen.
  - triphasische Wellen
  - periodische Muster
  - PLED, BiPLED

1

— Asymmetrien (beruhen auf einer pathologischen Erhöhung, z. B. bei Knochenlücken oder Erniedrigung, z. B. bei subduralem Hämatom/Hygrom oder kortikalen Resektionen der Amplitude physiologischer Aktivität)
— **Komamuster**

1.1.4 Schema zur EEG-Beschreibung

Ein Schema zur EEG-Beschreibung zeigt ◘ Tab. 1.1.

1.2 Beurteilung des EEG

Die Beurteilung des EEG berücksichtigt alle EEG-Aktivitäten im Hinblick auf die klinische Fragestellung. Ist der Befund normal, d. h. alle sorgfältig protokollierten Aktivitäten stellen einen altersentsprechenden Befund dar, genügt eine kurze entsprechende Bemerkung. Anderenfalls werden die pathologischen Befunde aus der Beschreibung extrahiert und in der Reihenfolge ihrer klinischen Bedeutung im Hinblick auf die klinische Fragestellung vor dem Hintergrund anamnestischer und klinischer Daten beurteilt.

◘ **Tab. 1.1** Schema zur EEG-Beschreibung

	Aktivität	Frequenz [Hz]	Amplitude [µV]	Lokalisation	Morphologie, Ausprägung, Reagibilität
Wach [%]					
Schlaf [%]					
Hyperventilation					
Photostimulation					

Darmstadt, Mai 2006

Die Mitglieder der Kommission:
R. Besser, A. Ebner, U. Hegerl, R. Korinthenberg, S. Noachtar, B. J. Steinhoff, F. Tergau, K. J. Werhan

Das normale EEG

© Springer-Verlag GmbH Deutschland, ein Teil von Springer Nature 2018
H. Kursawe, *Übungsbuch Klinisches EEG*
https://doi.org/10.1007/978-3-662-56756-2_2

2

■■ Normales EEG in verschiedenen Montagen

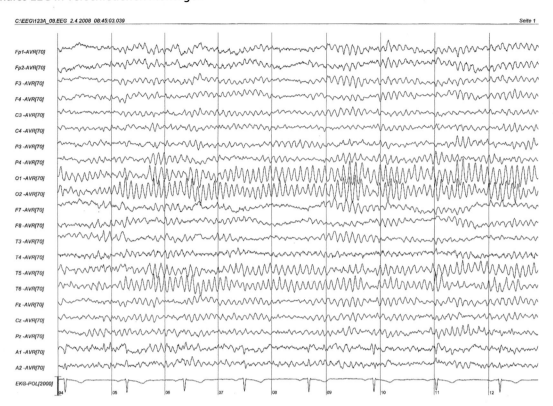

◘ Abb. 2.1   30-jähriger gesunder Proband. Ableitung gegen die Mittelwertreferenz: Das EEG ist artefaktfrei und gibt die okzipitale Betonung des α-Grundrhythmus korrekt wieder. Aufgrund der Mittelwertsbildung erscheint der α-Rhythmus jedoch nach frontal projiziert, was die Echtheit mindert (sog. glättender Effekt)

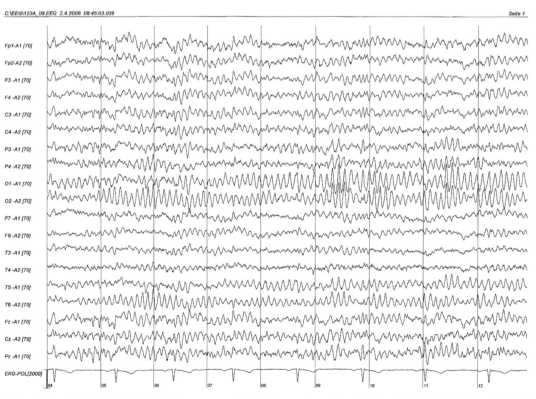

◘ Abb. 2.2   Selber Proband wie in **◘** Abb. 2.1. Ableitung gegen die Ohrreferenz: Der α-Grundrhythmus wird in Frequenz und Spannungshöhe exakt wiedergegeben, jedoch zeigen sich deutliche hochfrequente Muskelverspannungsartefakte und initial einige von temporoanterior in die Ohrreferenz einstrahlende ϑ-Wellen

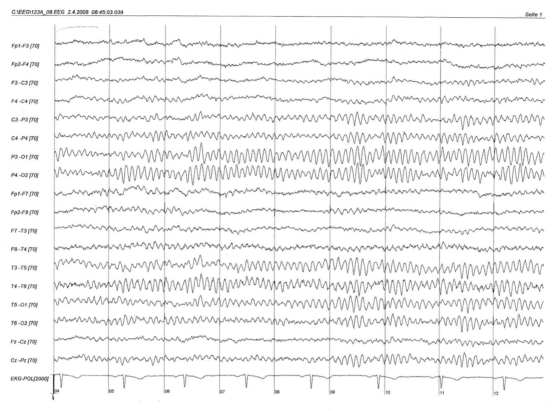

◘ Abb. 2.3 Selber Proband wie in ◘ Abb. 2.1. Ableitung in alternierender zentraler Reihenschaltung: Korrekte Wiedergabe des Grundrhythmus, das α-Feld dehnt sich aber bis zur hinteren temporalen Elektrode aus, was größere Amplituden zwischen T3-T5 und T4-T6 verursacht, aber wegen der geringen Spannungshöhe zwischen T5-O1 und T6-O2 dort nur flache α-Wellen ermöglicht

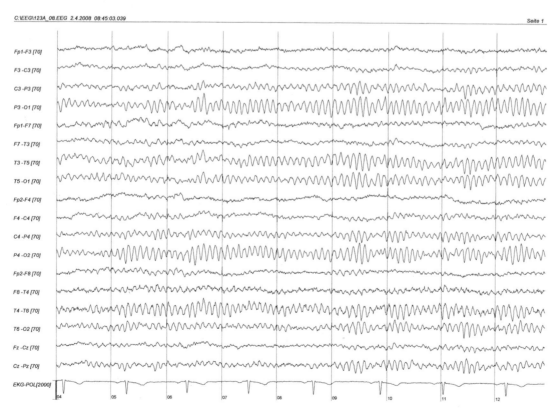

◘ Abb. 2.4 Selber Proband wie in ◘ Abb. 2.1. Ableitung in temporaler Reihenschaltung: Durch die Viererreihung der „temporalen Banane" erscheint ein differenziertes Bild, welches vor allem sehr gut den optischen Vergleich zwischen linker und rechter Hemisphäre erlaubt und bei Halbseitenprozessen zu empfehlen ist

2

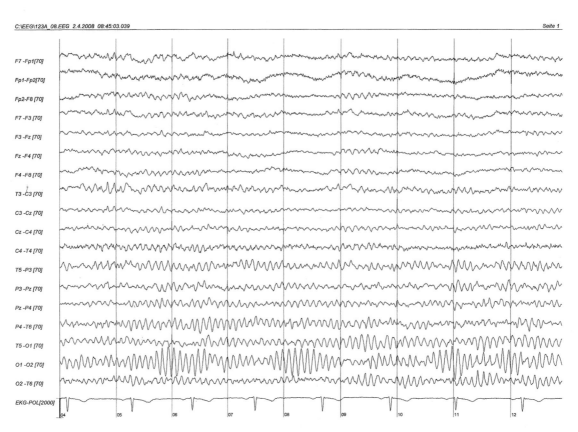

Abb. 2.5   Selber Proband wie in ◻ Abb. 2.1. Ableitung in Querreihenschaltung: Die Spannungshöhe ist wegen der Querreihung geringer, deutlicher zeigen sich regionale Verlangsamungen hier in Form von temporoanterior und links betonter ϑ-Aktivität

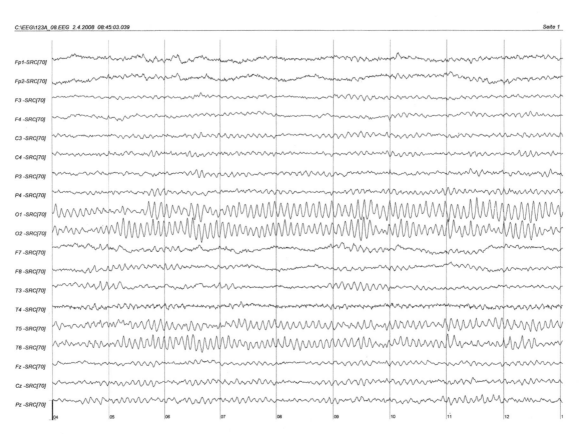

Abb. 2.6   Selber Proband wie in ◻ Abb. 2.1. Quellenableitung: Artefaktfreie Darstellung des Grundrhythmus mit besonderer Herausarbeitung regionaler Funktionsstörungen. Hier zeigen sich die frontopolar und temporal vorn mit Linksbetonung eingelagerten ϑ-Wellen deutlicher

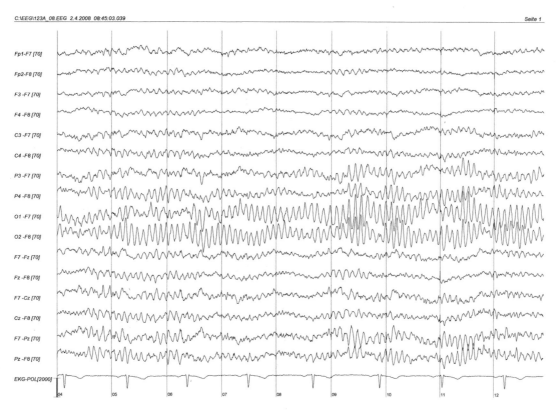

▣ Abb. 2.7   Selber Proband wie in ▣ Abb. 2.1. Referenzschaltung gegen temporoanterior (F7 und F8): Hierbei werden vor allem die temporo-anterioren langsamen Wellen mit der vorhandenen Linksbetonung herausgearbeitet, was eine ergänzende Anwendung bei temporalen Prozessen nützlich werden lässt

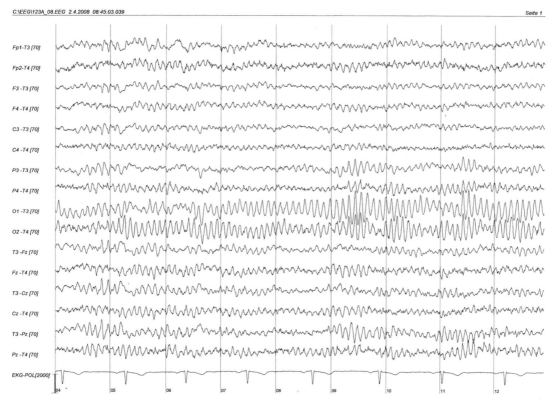

▣ Abb. 2.8   Selber Proband wie in ▣ Abb. 2.1. Referenzschaltung gegen temporomedial (T3 und T4): Hierbei werden vor allem die mittleren temporalen langsamen Wellen mit der vorhandenen Linksbetonung herausgearbeitet, was die ergänzende Anwendung bei temporalen Prozessen nützlich werden lässt

2

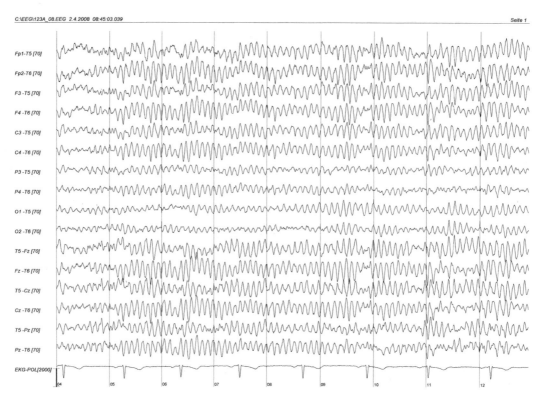

▫ Abb. 2.9   Selber Proband wie in ▫ Abb. 2.1. Referenzschaltung gegen temporoposterior (T5 und T6): Die Ableitung ist durch ein großes α-Feld mit Einbeziehung der hinteren temporalen Bereiche gekennzeichnet und zeigt eine frontale Amplitudendominanz, da der Elektrodenabstand hier im Gegensatz zum geringen Abstand bei T5-O1 und T6-O2 am größten ist

▪ ▪ Regelrechte Berger-Reaktion in verschiedenen Montagen

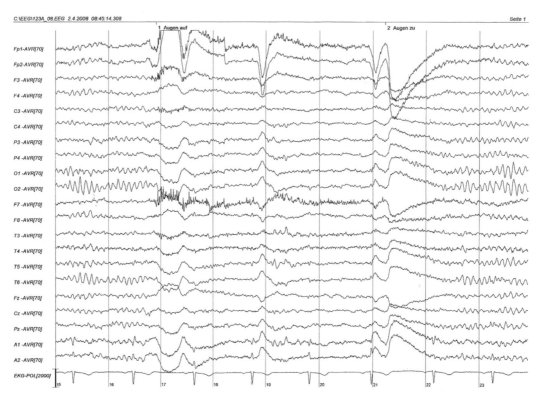

▫ Abb. 2.10   30-jähriger gesunder Proband. Ableitung gegen die Mittelwertreferenz: Der rechts etwas amplitudenbetonte α-Grundrhythmus wird durch Augenöffnen (▶ Abschn. „Negativität des Öffnungsartefakts") vollständig blockiert und von β-Aktivität abgelöst. Bis zum Augenschluss (▶ Abschn. „Positivität des Augenschlussartefakts") finden sich 3-mal Lidschlagartefakte mit ihren prägnanten Auslenkungen, die durch die Mittelwertreferenz in allen anderen Bereiche eingeleitet werden

Regelrechte Berger-Reaktion in verschiedenen Montagen

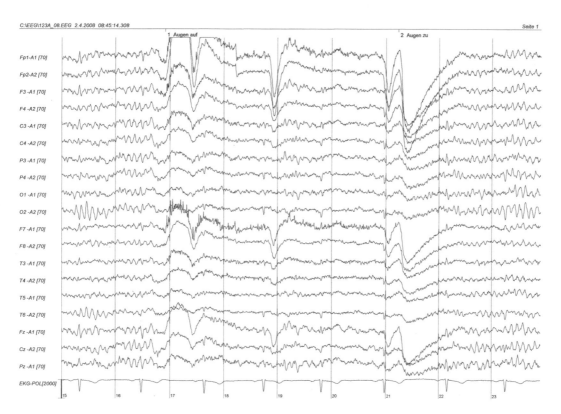

Abb. 2.11 Selber Proband wie in ◻ Abb. 2.10. Ableitung gegen die Ohrreferenz: Der rechts amplitudenbetonte α-Grundrhythmus wird durch Augenöffnen (▶ Abschn. „Negativität des Öffnungsartefakts") vollständig blockiert und von β-Aktivität abgelöst. Bis zum Augenschluss (▶ Abschn. „Positivität des Augenschlussartefakts") finden sich 3-mal Lidschlagartefakte mit ihren prägnanten Auslenkungen nach unten. Einstrahlen der Artefakte in die Ohrelektroden

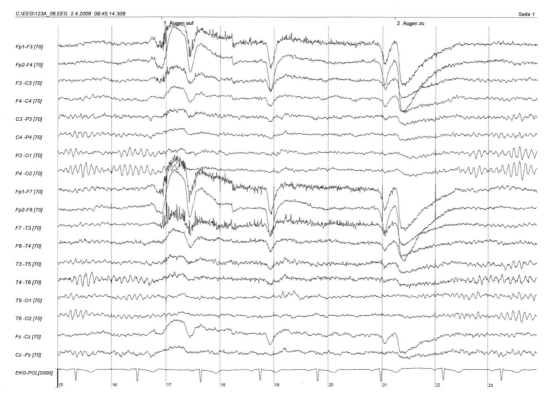

Abb. 2.12 Selber Proband wie in ◻ Abb. 2.10. EEG in alternierender Längsreihenschaltung: Der rechts amplitudenbetonte α-Grundrhythmus wird durch Augenöffnen (▶ Abschn. „Negativität des Öffnungsartefakts") vollständig blockiert und von β-Aktivität abgelöst. Augenartefakte und Lidschlag zeigen wegen der Reihenschaltung eine nur geringe Ausdehnung in frontotemporale Bereiche. Links frontopolar und temporoanterior Muskelverspannungsartefakte

2

■■ Normales EEG

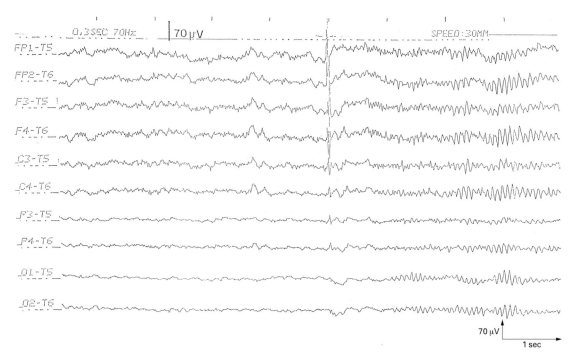

☐ **Abb. 2.13**   23-jährige, gesunde, männliche Versuchsperson. EEG: Referenzableitung gegen temporoposterior. α-Typ. Links: Schlafstadium-1-Muster mit ϑ- und β-Aktivität, Letztere um 30/s. Mitte: Muskelartefakt, ausgelöst durch akustisches Signal zwecks Vigilanzaktivierung. Rechts: 12/s-α-Rhythmus

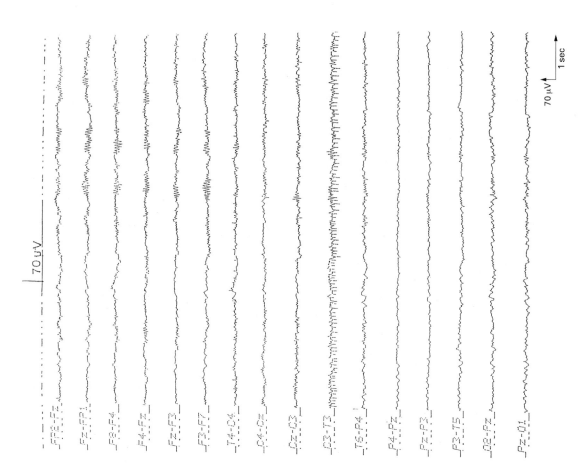

☐ **Abb. 2.14**   23-jährige, gesunde, männliche Versuchsperson. Bipolare Querreihe: Schlafstadium-1-Aktivität. Entladung einer einzelnen motorischen Einheit in T3. Beachte die Verteilung der spindeligen subvigilen β-Aktivität mit frontalem Maximum

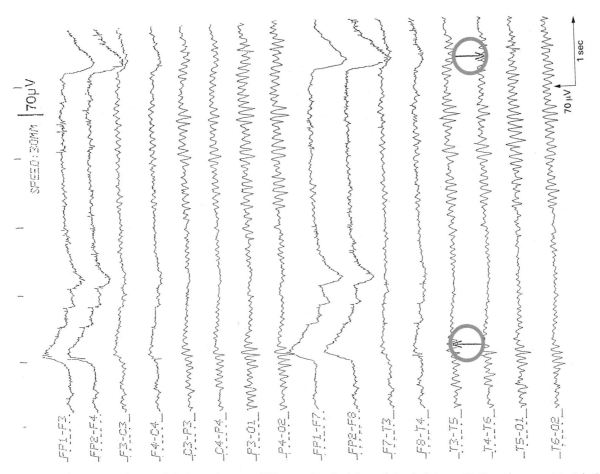

Abb. 2.15 22-jährige, gesunde, männliche Versuchsperson. EEG vom α-Typ. Reaktion auf visuelle Reizung. Die Versuchsperson ist müde. Das zeigt die unvollständige Unterdrückung der 12/s-α-Tätigkeit. Kleines Lidpotenzial und Muskelpotenziale in Fp1-F3, Fp2-F4. Dann Auftreten einer verlangsamten 10/s-α-Aktivität, obgleich der Lidschluss erst gut 3 s später erfolgt

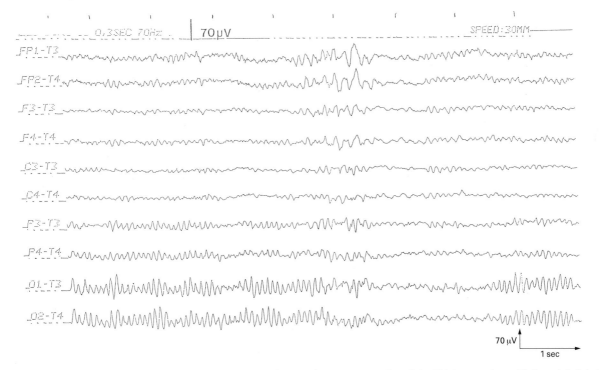

Abb. 2.16 22-jährige, gesunde, männliche Versuchsperson. Vigilanzminderung: Hatte während der Ableitung mehrere „Vigilanzeinbrüche" (hier rechts). Vorweg läuft eine frontal ausgeprägte ϑ-Gruppe um 6/s, mit angelagerten β-Wellen posterior

2

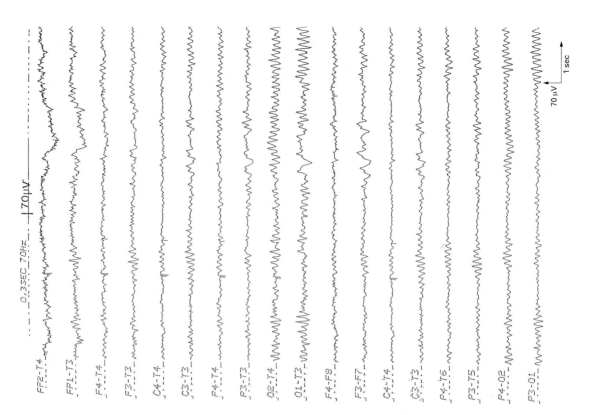

⬛ Abb. 2.17 21-jährige, gesunde, männliche Versuchsperson. EEG vom α-Typ. Temporale ϑ-Gruppe um 4/s. Obere Hälfte: Referenz temporal Mitte. Durchgehend linkseitige ϑ-Einlagerung aus T3. Untere Hälfte: zusätzliche ϑ-Gruppe in F7

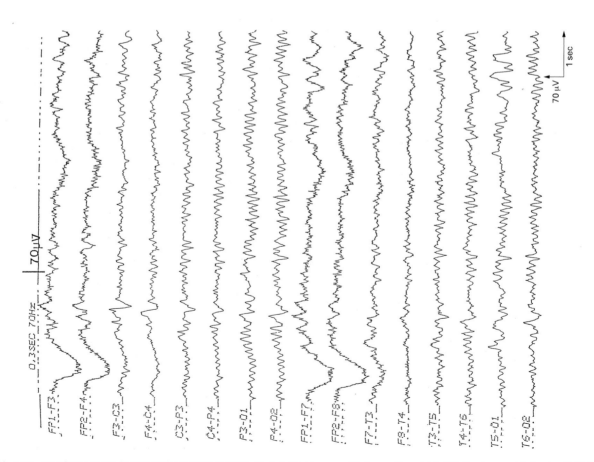

⬛ Abb. 2.18 21-jährige gesunde, männliche Versuchsperson. Nach 2 min Hyperventilation: α-Grundaktivität. Tendenz zu bilateralen ϑ-Wellen. 6/s-ϑ-Wellen in T5 und F7. Aufhebungseffekt in T3/T5 beachten

Normales EEG

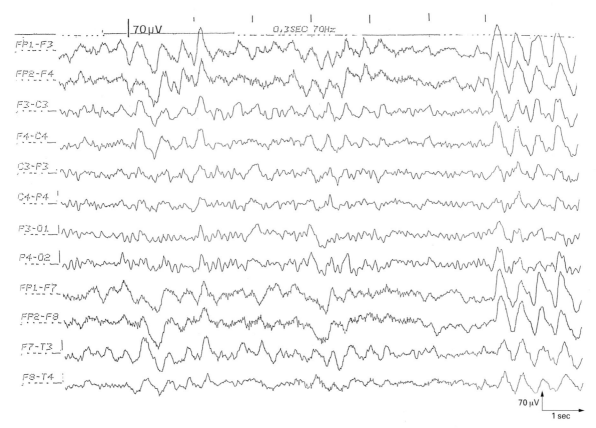

◘ Abb. 2.19   21-jährige, gesunde, männliche Versuchsperson. Nach 3 min Hyperventilation: Bilateral synchrone, anterior betonte, sinusoidale 3/s-δ-Gruppen

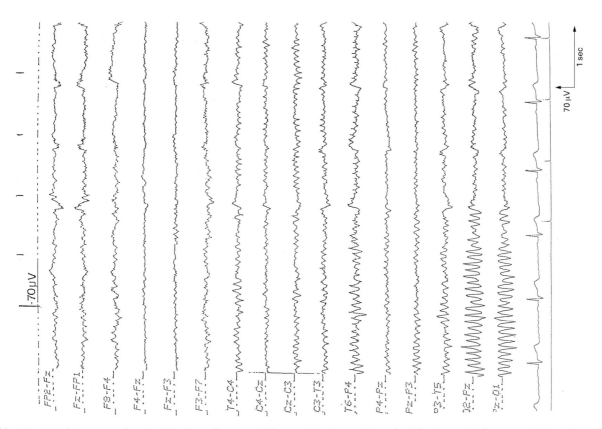

◘ Abb. 2.20   25-jährige, gesunde, männliche Versuchsperson. EEG vom α-Typ. Intermittierende Lichtreizung, Reizfrequenz: 1 Hz. Beachte: 1. das Verschwinden der 9/s-α-Aktivität, 2. das Auftreten visuell evozierter Potenziale, 3. die Stabilisierung der μ-Aktivität

2

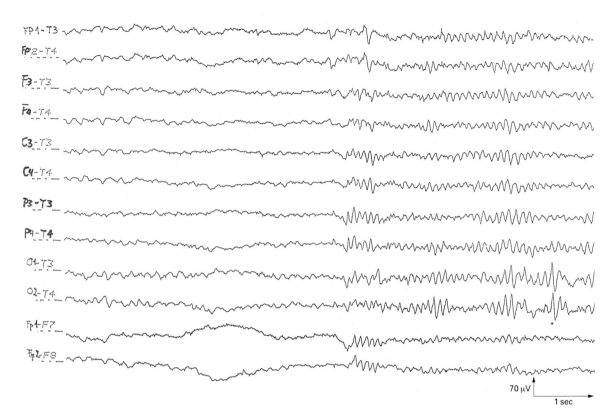

● **Abb. 2.21** 25-jährige, gesunde, männliche Versuchsperson. Linke Hälfte: Schlafstadium-1-Organisation mit langsamen horizontalen Augenbewegungen temporal anterior F7/8 (SEM, „slow eye movements") als zusätzlichem Zeichen verminderter Vigilanz. Rechts: Nach akustischem Signal frequenzlabile α-Aktivität um 9–10/s. Beachte die steileren Entladungen frontopolar beidseits und die „überhöhte steilere α-Welle" mit langsamerer Nachschwankung biokzipital

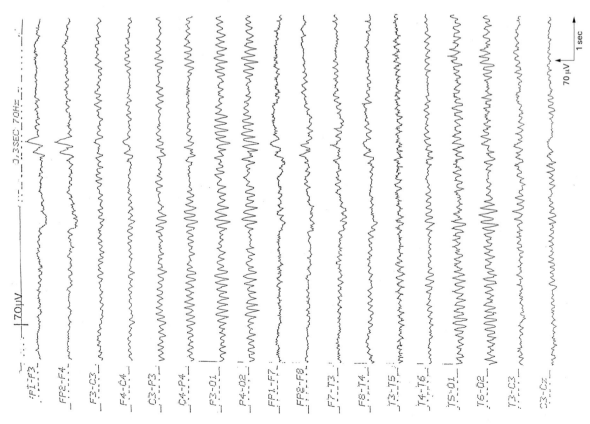

● **Abb. 2.22** 25-jährige, gesunde, männliche Versuchsperson. Spontane Gruppe aus 6/s- und 4/s-Wellen mit frontopolarer Betonung

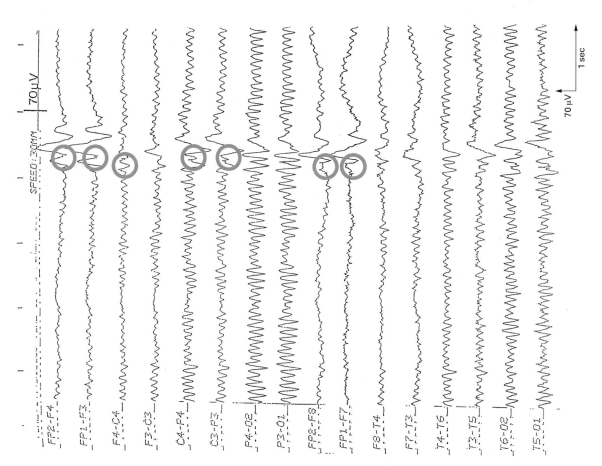

▫ **Abb. 2.23** 25-jährige, gesunde, männliche Versuchsperson. 9,5/s-α-Grundrhythmus. Beachte die bilaterale frontale 6/s-Gruppe mit vorangehenden kleinen scharfen Entladungen (Fp 1/2 – F3/4; Fp1/2 – F7/8, C3/4 – P3/4)

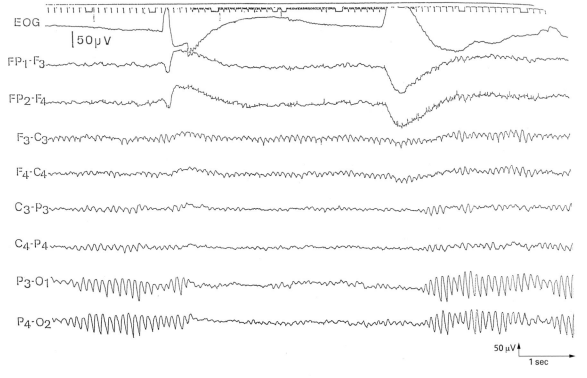

▫ **Abb. 2.24** 25-jährige, gesunde, männliche Versuchsperson. 10,5/s-α-Grundrhythmus und 12/s-μ-Aktivität. Visuelle Reizung (Augenöffnen) reduziert den α-Grundrhythmus (okzipital) und stabilisiert die μ-Aktivität (zentral)

2

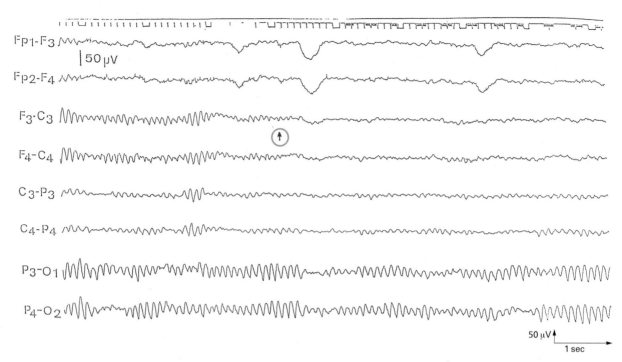

■ **Abb. 2.25**   25-jährige, gesunde, männliche Versuchsperson. Daumenbewegungen (↑) reduzieren die µ-Aktivität und lassen den α-Grundrhythmus unberührt

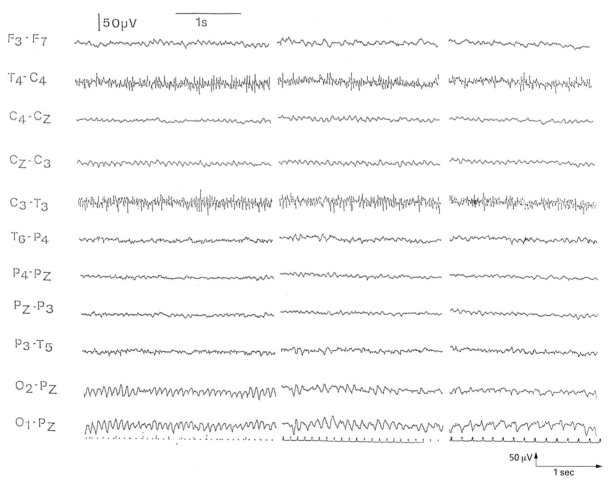

■ **Abb. 2.26**   25-jährige, gesunde, männliche Versuchsperson. „Photic driving": Absteigende Reizfrequenzen von 12 Hz, 9 Hz und 6 Hz steuern ganz eindeutig die okzipitale Entladungsfrequenz

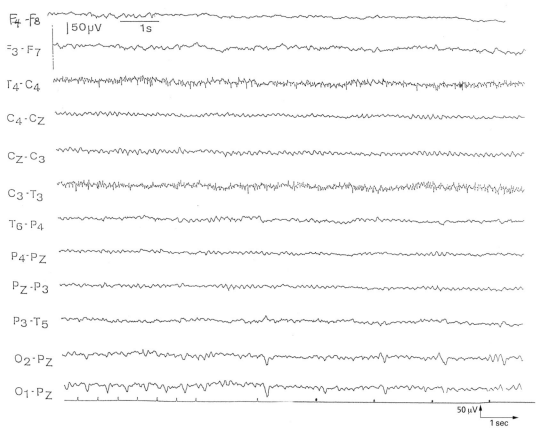

Abb. 2.27 Fortsetzung von **Abb. 2.26**. Die Reizfrequenzen von 3 Hz und 1 Hz rufen evozierte Potenziale hervor

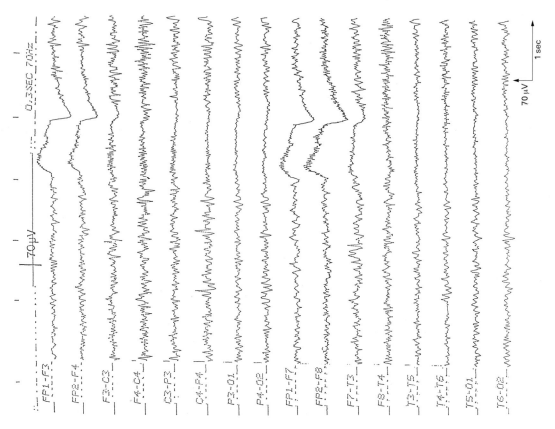

Abb. 2.28 74-jährige Patientin, Herzinsuffizienz, Schrittmacheroperation. Völlig unregelmäßiger Grundrhythmus. Beachte die diffus einge-
streuten spitzen Entladungen. Kurze Lidöffnungs-/Lidschlussreaktion mit subvigiler 35/s-β-Gruppe frontal

2

▪ ▪ Langsame α-Variante

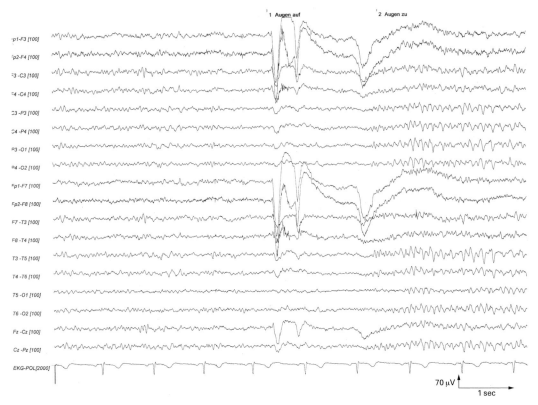

◘ **Abb. 2.29**   53-jährige Patientin mit Verdacht auf Neuroborreliose. Fibromyalgiesyndrom. EEG: Linke Bildseite mit Ermüdungszeichen in Form von β-Aktivität, Abflachung und ϑ-Wellen. Nach Augenschluss kurze α-Aktivität von 10/s, dann Unterlagerung mit „eingekerbten" 5/s-ϑ-Wellen

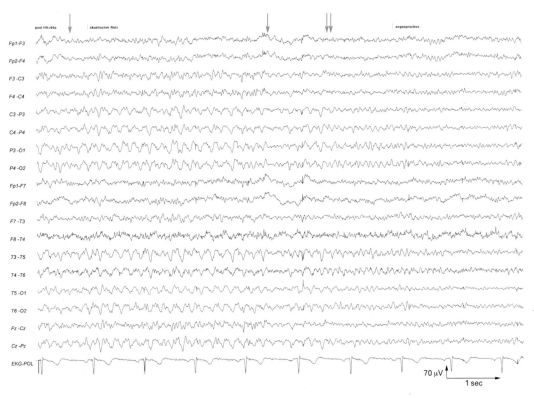

◘ **Abb. 2.30**   58-jährige Patientin mit Borreliose. Neurologisch ohne Befund. EEG (94 s nach Hyperventilation): Posterior dominierender norm-varianter ϑ-Rhythmus (5/s). Durch akustischen Reiz kurze Unterbrechungen, dann nach Ansprache Blockade des ϑ-Rhythmus und dafür α-Rhythmus (10/s) mit nachfolgendem Zerfall und β-Tätigkeit

Vergleich von α-Rhythmus und normvariantem ϑ-Rhythmus

■ ■ ϑ-Normvariante

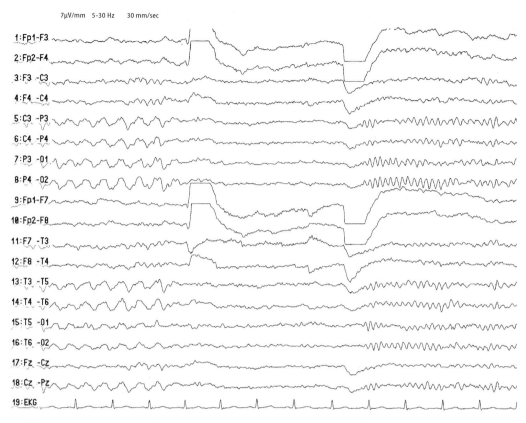

7μV/mm   5–30 Hz   30 mm/sec

▣ Abb. 2.31   61-jährige Patientin. Zustand nach Meningeomexstirpation bifrontal. EEG: Normvarianter 3,5/s-Rhythmus, der durch Augenöffnen blockiert wird und nach Augenschluss von einem leicht seitendifferenten 9–10/s-α-Rhythmus abgelöst wird

■ ■ Vergleich von α-Rhythmus und normvariantem ϑ-Rhythmus

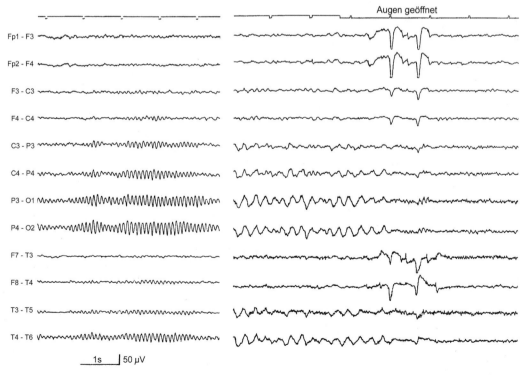

Augen geöffnet

1s   50 μV

▣ Abb. 2.32   Links α-Grundrhythmus, rechts 4/s-Normvariante als Grundrhythmus (regelrechte Blockade durch Augenöffnen)

2

▪▪ Schnelle α-Variante (8/s und 16/s)

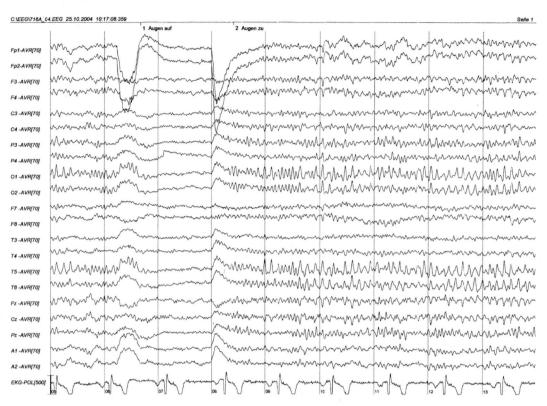

☐ **Abb. 2.33**   39-jährige Patientin zur Anfallsdiagnostik. EEG-Ableitung gegen die Mittelwertreferenz: Nach initialer 8/s- und 16/s-Tätigkeit regelrechte Blockade durch Augenöffnen. Nach Augenschluss zunächst 16/s-Aktivität, dann Mischaktivität von 8–9/s und 16/s, anschließend „eingekerbte" 8/s-Tätigkeit okzipital

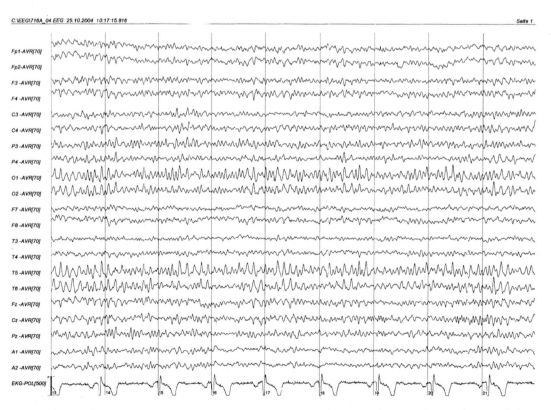

☐ **Abb. 2.34**   Selbe Patientin wie in ☐ Abb. 2.33. EEG-Ableitung gegen die Mittelwertreferenz: Zuerst 8/s-Aktivität, dann Mischaktivität von 8–9/s und 16/s mit dominierender 16/s-Tätigkeit okzipital

▪▪ Benigne epileptiforme Transienten des Schlafs (BETS)

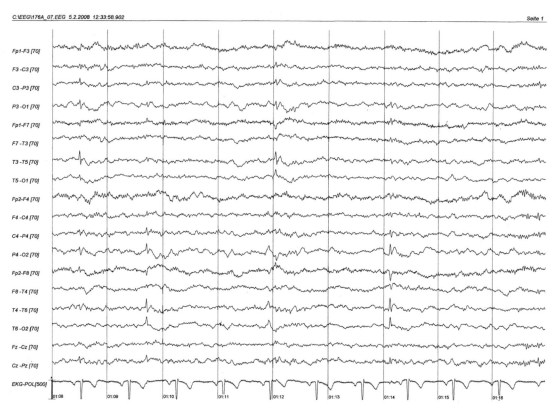

C:\EEG\176A_07.EEG 5.2.2008 12:33:58.902   Seite 1

▫ Abb. 2.35   Zustand nach Migräneanfall mit Ausfällen im rechten Gesichtsfeld, 29 min danach Grand-mal-Anfall. EEG: Links und rechts wechsel-seitig vorwiegend temporoposteriore BETS oder SSS („small sharp spikes"). Zunehmende Ermüdung mit zuletzt ϑ-Dominanz

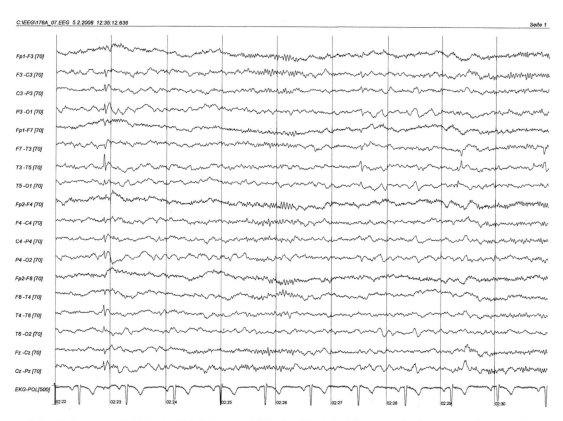

C:\EEG\176A_07.EEG 5.2.2008 12:35:12.636   Seite 1

▫ Abb. 2.36   Selber Patient wie in ▫ Abb. 2.35. EEG: Beidseitige BETS oder SSS mit Linksbetonung. Eindeutige Ermüdungszeichen mit subvigiler β-Tätigkeit frontal (um 20/s) bei ϑ-Dominanz und einzelnen POSTS (positive okzipitale scharfe Transienten im Schlaf)

2

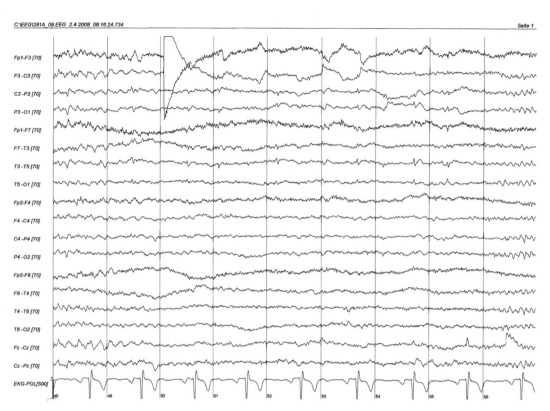

❑ **Abb. 2.37**   45-jährige Patientin mit linkshemisphärieller Epilepsie. EEG: Schlafstadium 1 mit initialer ϑ-Dominanz, dann F3-Artefakt und links temporoposterior BETS, die bei α-Aktivierung verschwinden

▪▪ μ-Rhythmus

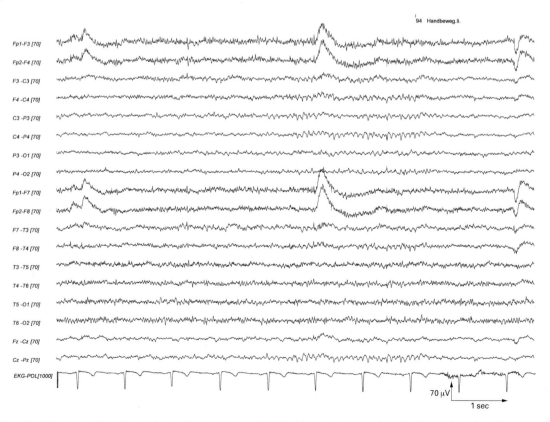

❑ **Abb. 2.38**   50-jährige Patientin mit Verdacht auf Neuroborreliose. EEG: Rechtsbetonter zentraler μ-Rhythmus durch Handbewegung links unterdrückt

EEG bei Müdigkeit und im Schlaf

© Springer-Verlag GmbH Deutschland, ein Teil von Springer Nature 2018
H. Kursawe, *Übungsbuch Klinisches EEG*
https://doi.org/10.1007/978-3-662-56756-2_3

3

▪▪ Subvigile β-Wellen

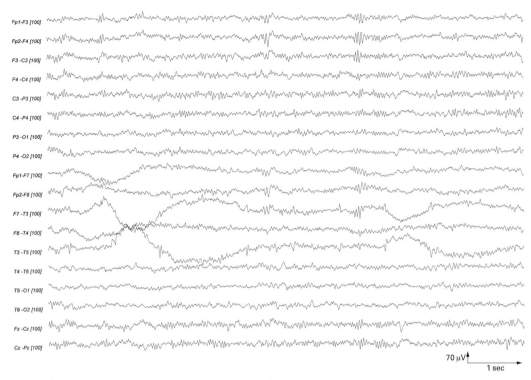

☐ **Abb. 3.1**   15-jähriger Patient mit generalisierter idiopathischer Epilepsie. EEG-Nachtableitung: Frontal betonte subvigile β-Aktivität als Ermüdungszeichen. T3-Artefakt infolge schlechten Sitzes der T3-Elektrode

▪▪ Hypnagoge ϑ-Wellen

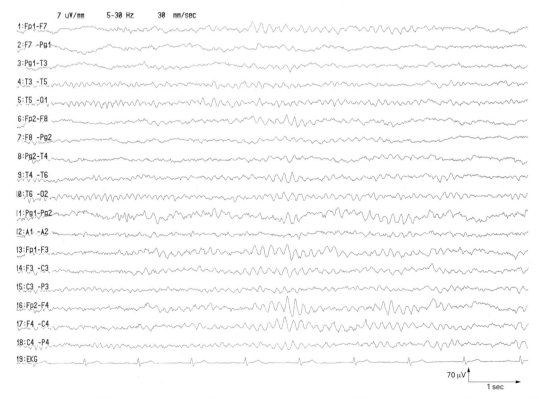

☐ **Abb. 3.2**   25-jähriger Patient, EEG-Ableitung wegen des Verdachts auf Grand-mal-Anfall. EEG in temporaler Längsreihe mit T1 und T2 (hier als
Pg1 und Pg2): Frontale monomorphe 6–7/s-Wellen in der Ermüdung. Cave: Verwechslung mit allgemeiner Verlangsamung wie bei leichter diffuser
Funktionsstörung

▪▪ Ermüdungszeichen

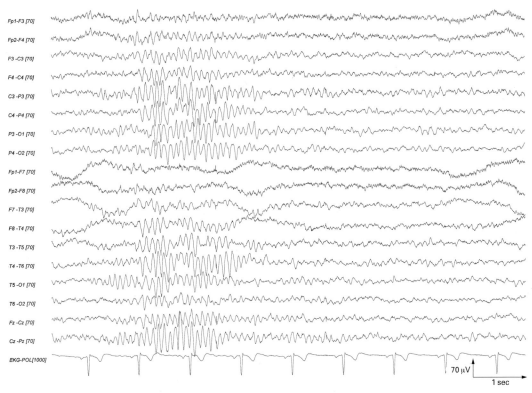

▫ Abb. 3.3　23-jähriger Patient, generalisierte idiopathische Epilepsie. EEG: Anfangs zerfallender Grundrhythmus von 11/s, dann gruppierte monomorphe α-Aktivität von 9/s, schließlich unregelmäßige α-ϑ-Mischaktivität

▪▪ Vertexwellen

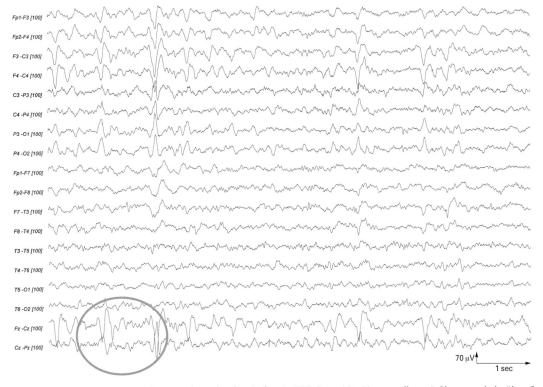

▫ Abb. 3.4　15-jährige Patientin mit generalisierter idiopathischer Epilepsie. EEG: Repetitive Vertexwellen mit Phasenumkehr über Cz. Posteriore Mischaktivität. Frontale β-Gruppen um 20/s. Schlafstadium 1

3

■ ■ Positive okzipitale scharfe Transienten im Schlaf (POSTS)

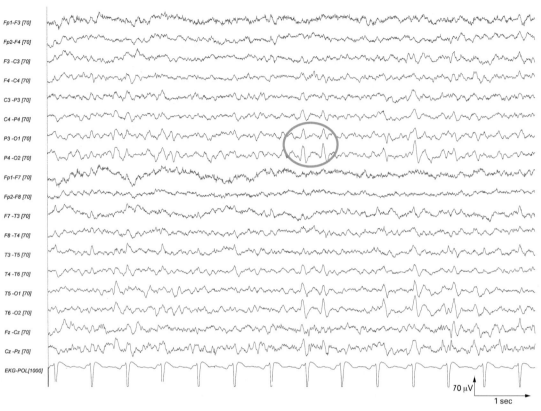

■ **Abb. 3.5**   37-jähriger Patient mit Verdacht auf konvulsive Synkope, Schlafapnoe. EEG: Okzipitale ϑ-Dominanz. Frontale Verspannungsartefakte (vorrangig Fp1). Posterior auf der rechten Bildseite wiederholte POSTS. Schlafstadium 1

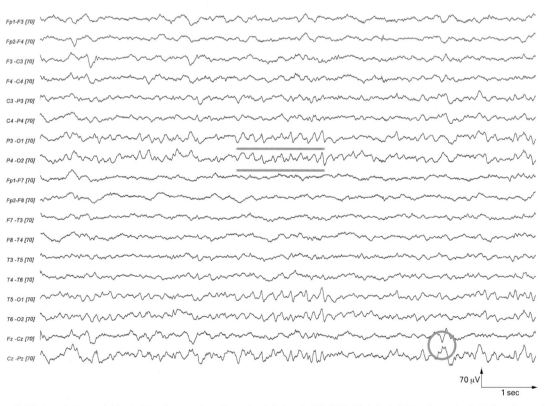

■ **Abb. 3.6**   43-jähriger Patient mit Verdacht auf erstmaligen komplex-fokalen Anfall. EEG: Okzipitale ϑ-Dominanz im Schlafstadium 1. In der Bildmitte für mindestens 1 s POSTS. Vertexwellen mit Phasenumkehr über Cz

■■ **Vertexwellen und K-Komplex**

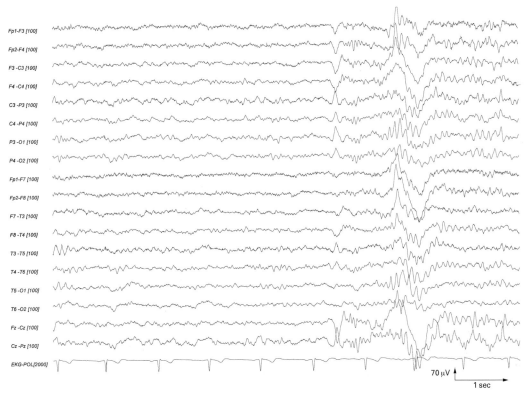

⬛ Abb. 3.7   23-jähriger Patient mit generalisierter idiopathischer Epilepsie. EEG: Linke Seite mit unregelmäßiger flacher α-ϑ-Aktivität, dann Vertex-Welle und nachfolgend K-Komplex mit überlagerten α-Wellen, Schlafstadium 2

■■ **„Anteriorisierte" α-Aktivität, Vertexwellen und Schlafspindeln**

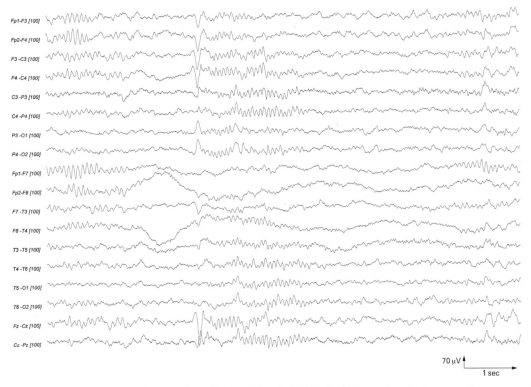

⬛ Abb. 3.8   15-jährige Patientin mit generalisierter idiopathischer Epilepsie. EEG-Nachtableitung: Anterior betonte α-Gruppen von 11/s und Vertexwelle, gefolgt von 13/s-Schlafspindeln. Schlafstadium 1

▪▪ Vertexwelle und K-Komplex

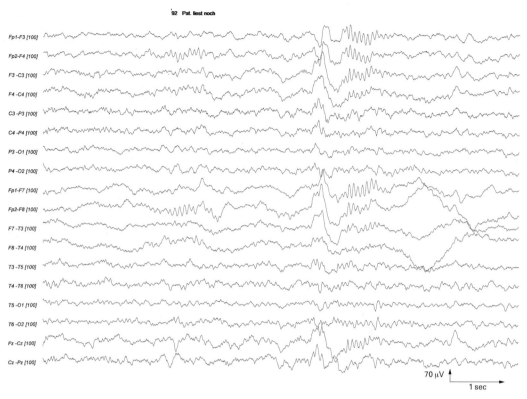

▫ Abb. 3.9   15-jährige Patientin, generalisierte idiopathische Epilepsie. EEG-Nachtableitung: Linke Bildseite mit posteriorer ϑ-Dominanz, abortiver Vertex-Welle und frontaler α-Gruppe, dann K-Komplex mit aufgelagerter 12/s-Spindelaktivität. Schlafstadium 2

▪▪ K-Komplex und Schlafspindel

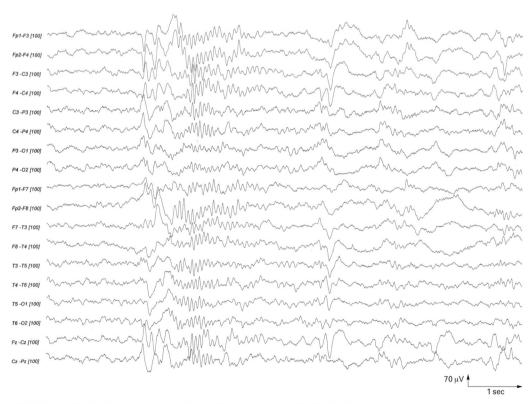

▫ Abb. 3.10   15-jährige Patientin mit generalisierter idiopathischer Epilepsie. EEG-Nachtableitung: Typischer K-Komplex, frontal betonte δ-Welle und aufgelagerte 12/s-Spindel. Schlafstadium 2

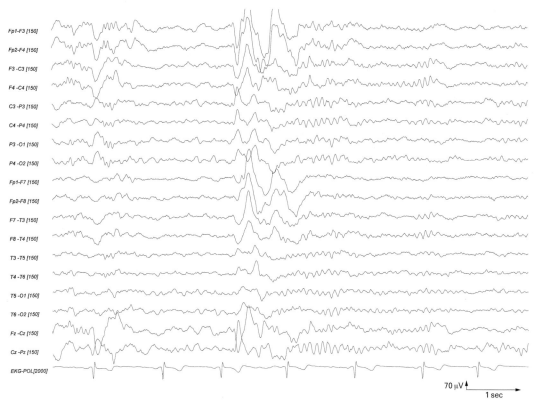

■ **Abb. 3.11**   14-jähriger Patient, erster Grand-mal-Anfall. EEG: Initial Vertexwelle mit Phasenumkehr über Cz, dann in der Bildmitte K-Komplex mit angelagerter α-Aktivität. Nachfolgend schnellere Grundaktivität. Schlafstadium 2

■ ■ δ-Schlaf

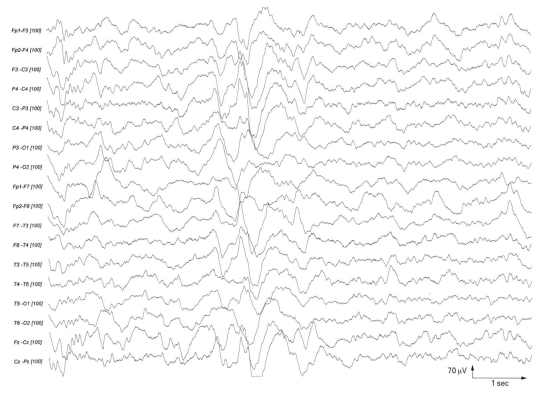

■ **Abb. 3.12**   15-jährige Patientin, generalisierte idiopathische Epilepsie. EEG-Nachtableitung: Meist ϑ-Dominanz. Etwa 25 % amplitudenhöhere, anterior betonte δ-Aktivität. Schlafstadium 3

3

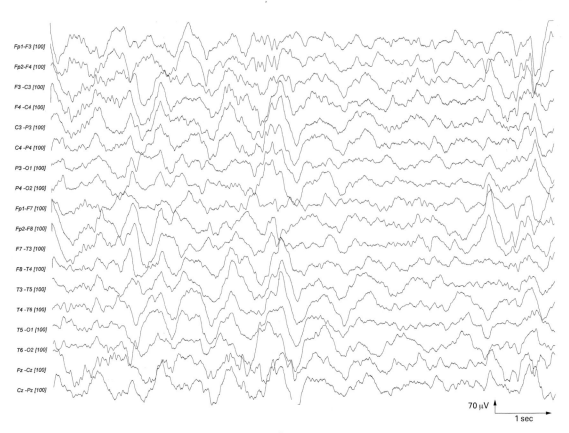

◘ **Abb. 3.13**   Selbe Patientin wie in ◘ Abb. 3.12. EEG-Nachtableitung: Über 50 % der Epoche Dominanz von frontal betonter 1–2/s-Aktivität. Schlafstadium 4

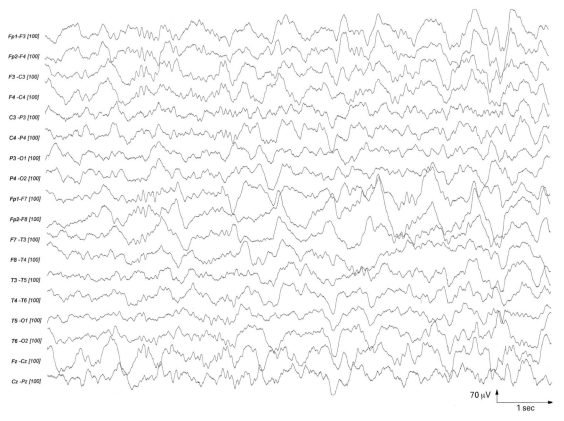

◘ **Abb. 3.14**   Selbe Patientin wie in ◘ Abb. 3.12. EEG-Nachtableitung: Dominanz von amplitudenhohen, frontal betonten 1–2/s-Wellen. Schlafstadium 4

▪▪ Vigilanzschwankungen nach Hyperventilation

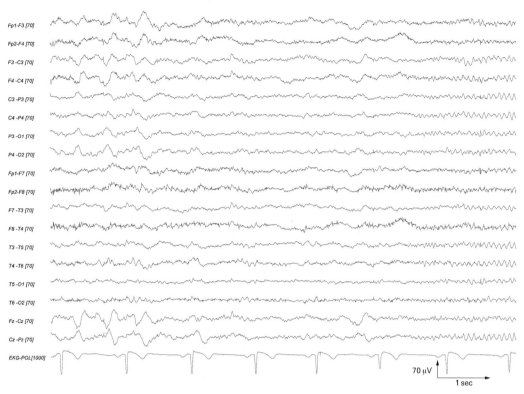

▣ Abb. 3.15 66-jähriger Patient mit peripherer Fazialisparese rechts. EEG: In der linken Bildseite mehrere Vertexwellen 51 s nach Hyperventilation, dann Abflachung und nach Ansprechen Grundrhythmusaktivierung. Muskelartefakte bei F8, vereinzelt „single motor units" F8

▪▪ Provokation von Erregbarkeitssteigerung durch Schlaf

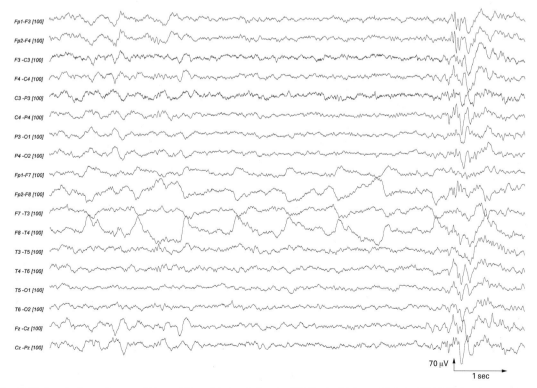

▣ Abb. 3.16 15-jähriger Patient mit generalisierter idiopathischer Epilepsie. EEG-Nachtableitung: Links im Bild Schlafstadium 1 mit Vertexwellen, dann flache β-Tätigkeit und Ausbruch eines generalisierten ϑ-Paroxysmus frontopolar mit vorgelagerten „spikes". Elektrodenartefakt F8

3

▪▪ Provokation von Erregbarkeitssteigerung durch Vigilanzänderung

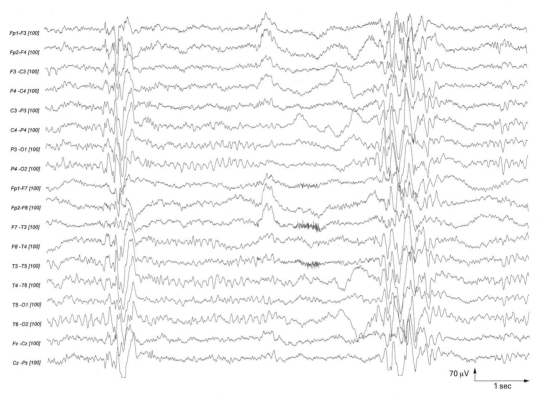

◘ Abb. 3.17   Selber Patient wie in ◘ Abb. 3.16. EEG-Nachtableitung: Anfangs polymorphe β-Tätigkeit, dann generalisierter Spitzenparoxysmus, gefolgt von 8/s-α-Tätigkeit okzipital und nach erneuter Vigilanzsenkung zweiter Spitzenparoxysmus rechts im Bild. Dazwischen Schluckartefakt

▪▪ Modifikation eines Herdbefunds durch Vigilanzänderung

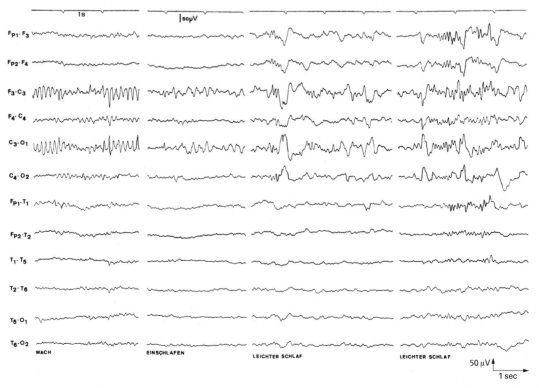

◘ Abb. 3.18   Modifikation eines Herdbefunds durch Vigilanzänderung: In Wachheit μ-Aktivität C3 (sog. μ-wave-Fokus), beim Einschlafen ϑ-Herd C3, im leichten Schlaf ϑ-δ-Herd C3 mit Ausdehnung zur Gegenseite und Seitendifferenz der β-Spindeln

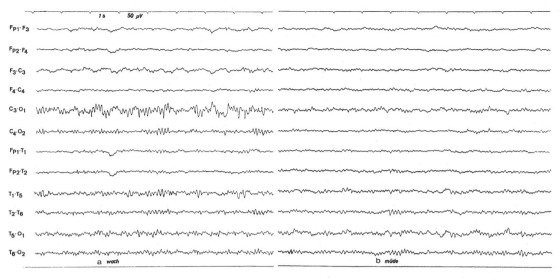

◘ Abb. 3.19a,b   Modifikation eines Herdbefunds links zentral durch Vigilanzänderung. **a** In Wachheit flacher δ-Herd mit Maximum C3, **b** in Müdigkeit Herdunterdrückung

EEG unter Hyperventilation und Fotostimulation

© Springer-Verlag GmbH Deutschland, ein Teil von Springer Nature 2018
H. Kursawe, *Übungsbuch Klinisches EEG*
https://doi.org/10.1007/978-3-662-56756-2_4

4

■ ■ **Intermittierende rhythmische δ-Aktivität (IRDA) unter Hyperventilation bei zerebraler Vaskulitis**

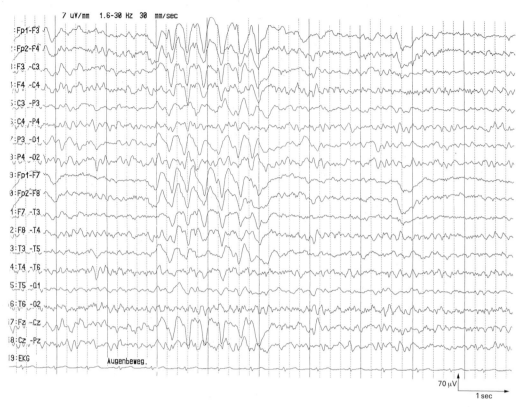

Abb. 4.1 25-jährige Patientin mit Hemiatrophie links und komplex-fokalen Anfällen aus dem linken Temporallappen. EEG: IRDA nach 230 s Hyperventilation. Linksseitige α-Reduktion

■ ■ **Intermittierende rhythmische δ-Aktivität (IRDA)**

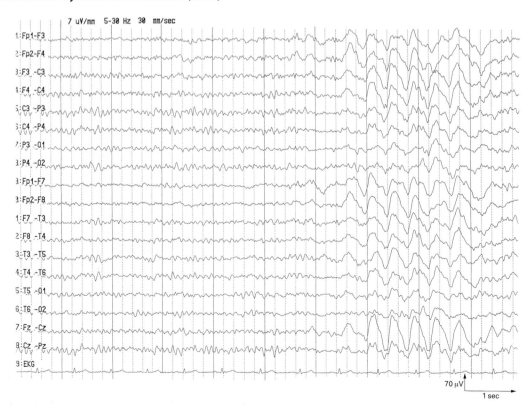

Abb. 4.2 55-jähriger Patient mit Verdacht auf Neuroborreliose und zerebrale Vaskulitis. IRDA nach Hyperventilation (3/s-δ-Wellen)

Generalisierte polymorphe Spike-wave-(SW-)Komplexe

■■ Polymorphe δ-Aktivität unter Hyperventilation

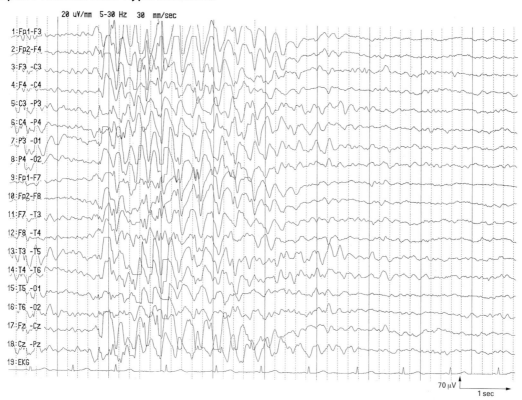

☑ **Abb. 4.3** 10-jährige Patientin mit Verdacht auf generalisierte idiopathische Epilepsie. EEG: Deutlicher HV-Effekt mit generalisierter δ-Aktivität und steilen Anlagerungen, gefolgt von leichter kontinuierlicher generalisierter Verlangsamung. In Anbetracht des Alters unspezifische HV-Reaktion

■■ Generalisierte polymorphe Spike-wave-(SW-)Komplexe

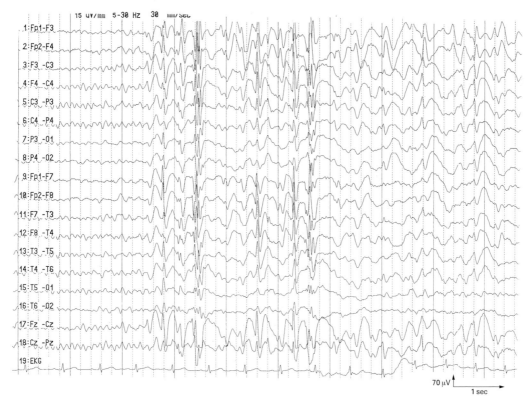

☑ **Abb. 4.4** 21-jähriger Patient mit myoklonischen Anfällen. EEG: Über 3 s anhaltende generalisierte SW-Ausbrüche mit nachfolgender Verlangsamung

4

▪▪ Hyperventilationseffekt mit irregulären SW-Komplexen

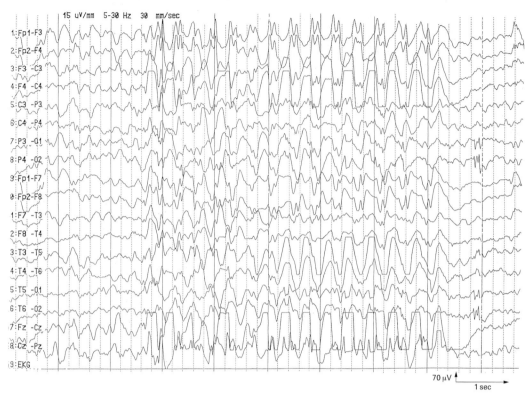

■ **Abb. 4.5**　13-jähriger Patient mit generalisierter idiopathischer Epilepsie. Klinisch: Absence mit Lidmyoklonien. EEG: Nach 3 min Hyperventilation δ-Aktivität (2–3/s), über 5 s anhaltend, mit frontalen SW-Komplexen

▪▪ 3/s-SW-Muster unter Hyperventilation

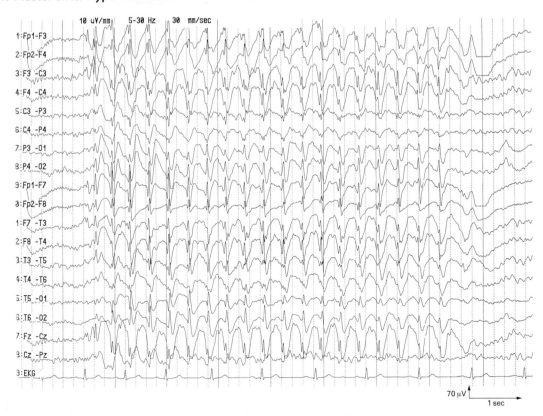

■ **Abb. 4.6**　14-jähriger Patient mit Absence-Epilepsie. EEG: Typisches 3/s-SW-Muster bei klinischer Absence

▪▪ Unspezifischer Hyperventilationseffekt

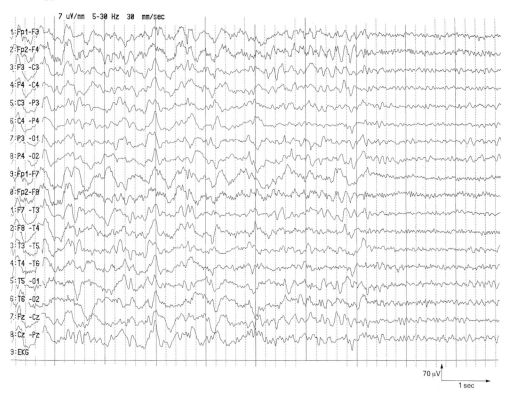

▣ Abb. 4.7   36-jähriger Patient mit generalisierter idiopathischer Epilepsie. EEG: Am Hyperventilationsende ϑ-Dominanz (5–7/s), davor bilaterale δ-Gruppe mit frontaler Betonung. Nach Hyperventilationsende normaler Grundrhythmus. Intervallbefund bei behandelter generalisierter idiopathischer Epilepsie. Grenzbefund

▪▪ Effekte durch Fotostimulation

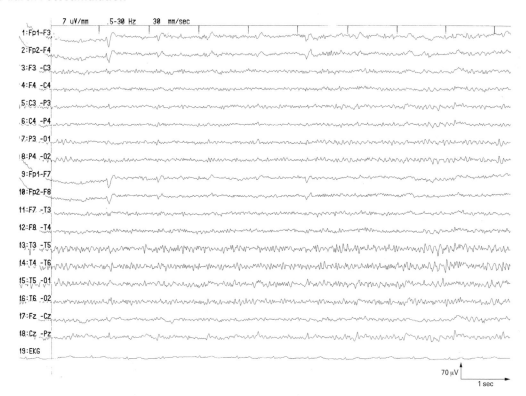

▣ Abb. 4.8   39-jähriger Patient nach einem Grand-mal-Anfall. EEG bei Fotostimulation mit 1 Hz: Anfängliche Unterdrückung des normalen Grundrhythmus und Provokation von frontopolaren myogenen Artefakten (Fp1/Fp2)

4

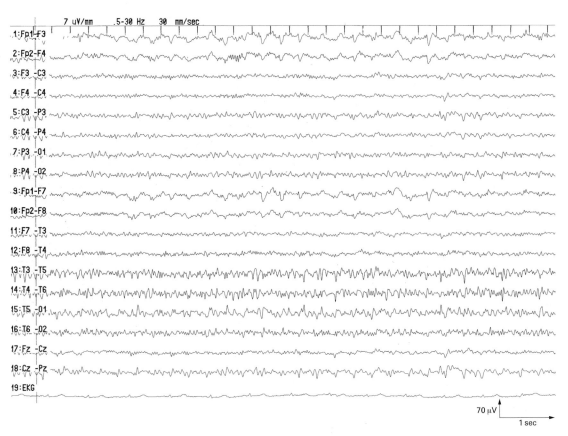

■ **Abb. 4.9**   Selber Patient wie in ■ Abb. 4.8. EEG bei Fotostimulation mit 3 Hz: Relativ regelmäßige frontopolare myogene Artefakte

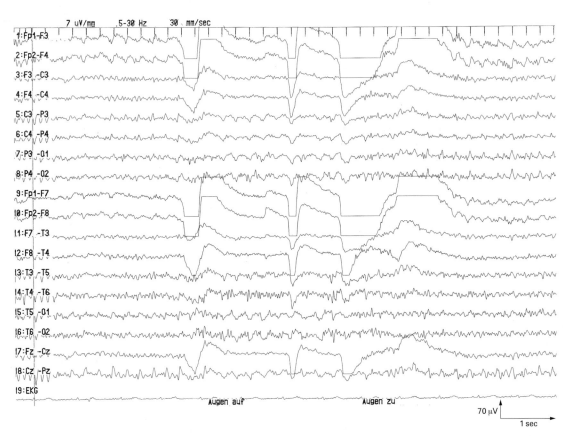

■ **Abb. 4.10**   Selber Patient wie in ■ Abb. 4.8. EEG unter Fotostimulation mit 4 Hz: „Photic driving" (parietookzipitaler 4/s-Rhythmus nach Augenöffnen)

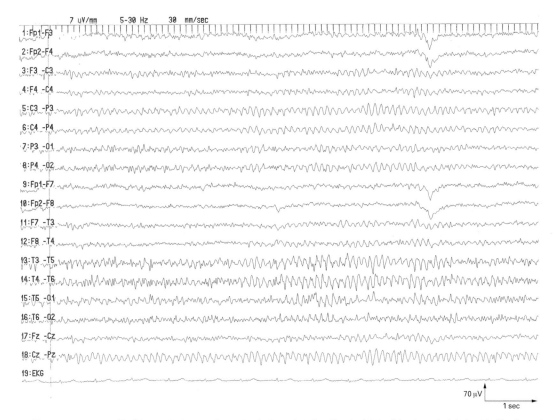

□ **Abb. 4.11**   Selber Patient wie in □ Abb. 4.8. EEG unter Fotostimulation mit 9 Hz: „Photic driving" (parietookzipitaler 9/s-Rhythmus)

▪▪ Optisch evozierte Potenziale unter Fotostimulation

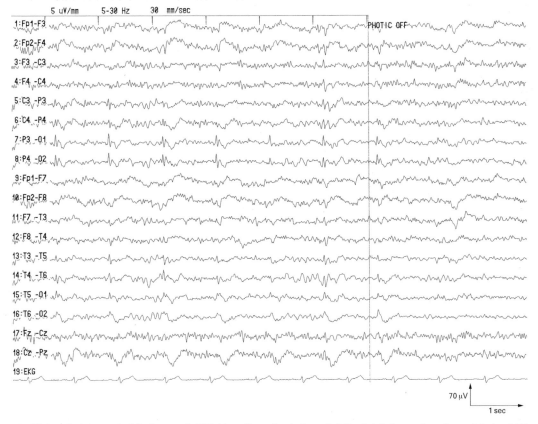

□ **Abb. 4.12**   21-jähriger Patient zur Anfallsdiagnostik. EEG: Unter Fotostimulation mit 1 Hz okzipitale evozierte Potenziale (auch T5 und T6)

▪▪ Fotomyogene Reaktion

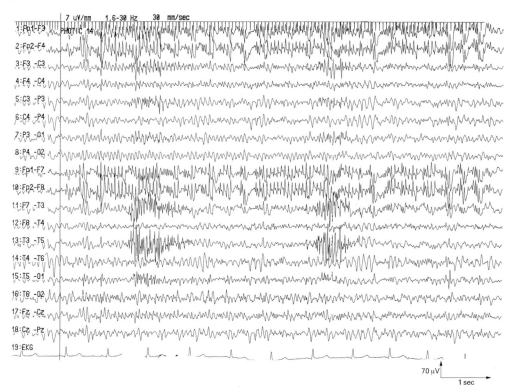

☐ **Abb. 4.13** 41-jährige Patientin nach einem Grand-mal-Anfall ohne syndromatische Zuordnung. EEG: Myogene Artefakte bei Fp1 und Fp2. Allgemeine Verspannungsartefakte. „Photic driving" bei Fotostimulation mit 14 Hz. Fotomyogene Reaktion mit 1:1-Reaktion auf Lichtreize

▪▪ Fotoparoxysmale Reaktion

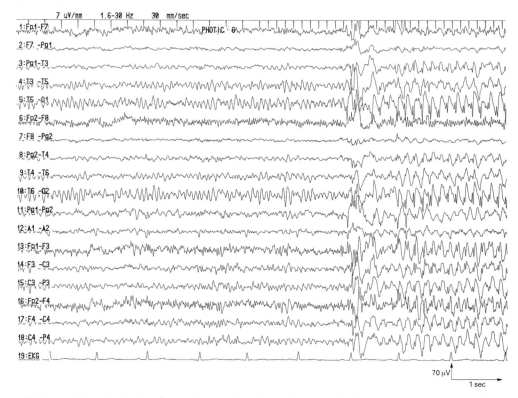

☐ **Abb. 4.14** 20-jähriger Patient mit Verdacht auf generalisierte idiopathische Epilepsie. EEG: Temporale Längsreihe unter Einschluss von T1 und T2 (hier als Pg1 und Pg2 bezeichnet). Unter Fotostimulation mit 6 Hz generalisierter SW-Paroxysmus, gefolgt von bilateral synchronen posterior betonten SW-Mustern (6/s) ohne klinisches Korrelat

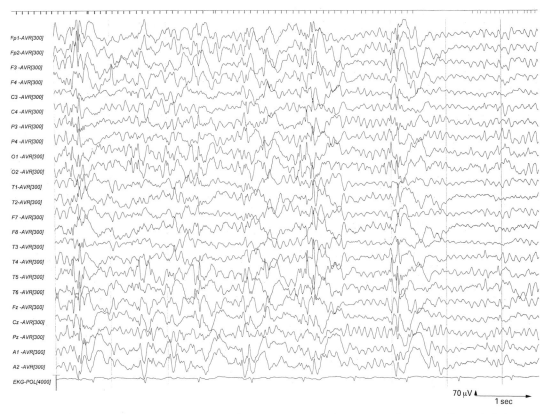

■ **Abb. 4.15** 18-jährige Patientin mit generalisierter idiopathischer Epilepsie. EEG: Unter Fotostimulation mit 9 Hz wiederholte generalisierte Spike-Ausbrüche und Grundrhythmusverlangsamung. Nach Stimulationsende α-Grundrhythmus

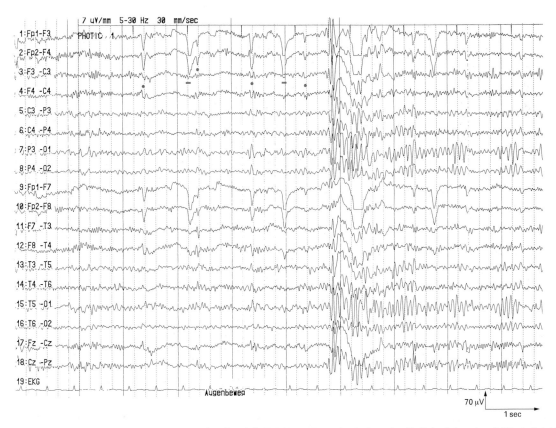

■ **Abb. 4.16** 25-jähriger Alkoholiker nach einem Grand-mal-Anfall. EEG: Unter Fotostimulation mit 1 Hz linke Seite mit α-β-Mischaktivität sowie frontale myogene Artefakte (•) und Lidpotenziale (–). Dann generalisierter Bispike-wave-Paroxysmus und Rückkehr des α-Rhythmus

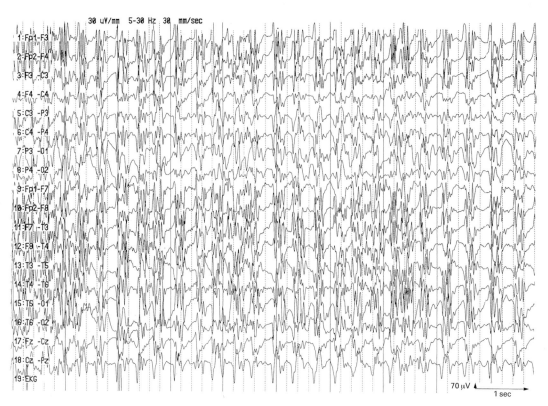

◘ Abb. 4.17   Selber Patient wie in ◘ Abb. 4.16 mit generalisierten Myoklonien nach Fotostimulation. EEG: Generalisierte Polyspike-Ausbrüche (2–3/s) mit langsamer Nachschwankung. Myoklonien und nachfolgend Grand-mal-Anfall (frühere Bezeichnung: fotokonvulsive Reaktion)

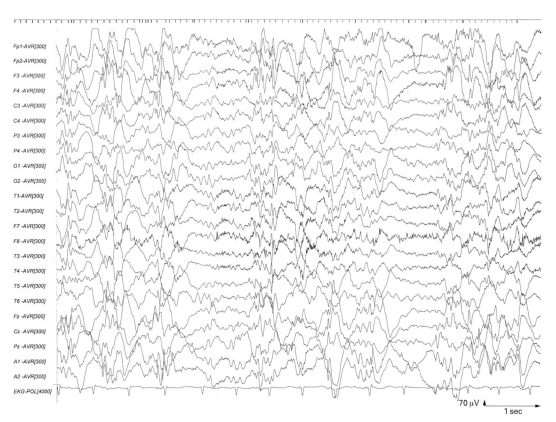

◘ Abb. 4.18   14-jährige Patientin mit generalisierter idiopathischer Epilepsie und myoklonischen Anfällen. EEG in Ableitung gegen die Mittelwertreferenz: Unter Fotostimulation mit 9 Hz Zucken von Kopf und Rumpf, Unruhe und Übelkeit. Dreimal generalisierte, polymorphe, frontal betonte SW-Paroxysmen mit Unterbrechung von nur 1 s

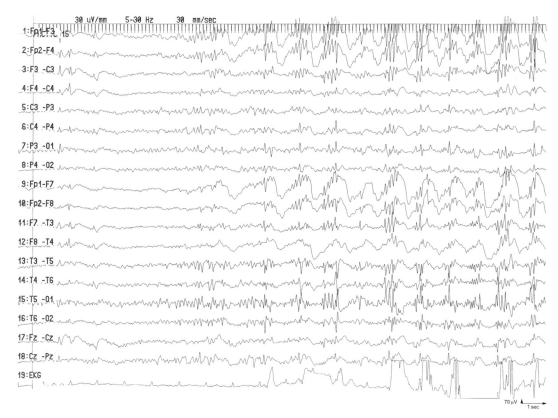

■ **Abb. 4.19**   40-jähriger Patient nach einem generalisierten Entzugsanfall bei δ-Alkoholismus. EEG unter Fotostimulation mit 15 Hz: Bilateral synchrone frontal betonte 15/s-Entladungen sowie temporal und linksbetonte „spikes" (Max. T5). Cave: Anfallsauslösung. Deshalb Unterbrechung der Lichtreize bei fotoparoxysmaler Reaktion empfohlen

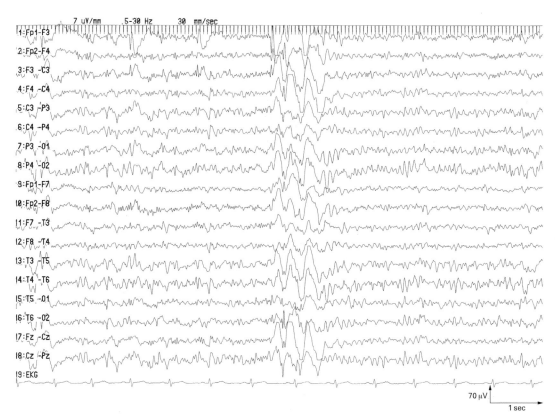

■ **Abb. 4.20**   25-jähriger Patient nach Grand-mal-Anfall bei Alkoholabusus. EEG unter Fotostimulation mit 14 Hz: Generalisierter frontal betonter SW-Paroxysmus (3-4/s) nur unter Fotostimulation. Korrelation zu einer Epilepsie bleibt offen

Artefakte im EEG

© Springer-Verlag GmbH Deutschland, ein Teil von Springer Nature 2018
H. Kursawe, *Übungsbuch Klinisches EEG*
https://doi.org/10.1007/978-3-662-56756-2_5

Artefakte im EEG

5

▪▪ Augenartefakte

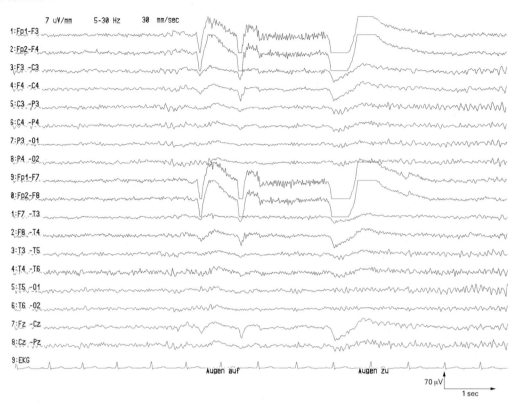

☐ **Abb. 5.1**   EEG in Referenzableitung gegen die Ohren: Augenöffnungs-, Lidschlag- und Augenschlussartefakt bei einem 21-jährigen Probanden. Dazwischen Muskelverspannungsartefakte. Tiefpassfilter 30 Hz

▪▪ Lidschlagartefakte

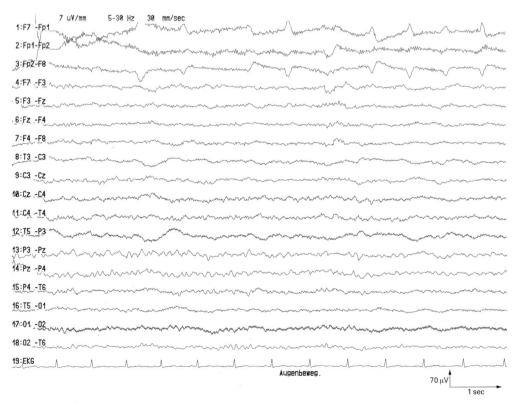

☐ **Abb. 5.2**   EEG in bipolarer Querreihe: Pseudorhythmische Lidschlagartefakte bei einem 21-jährigen Probanden. Beachte die Polungsrichtung in der basalen Querreihe. Wechselstromartefakt O1-O2. Ableitung in der Ermüdungsphase mit α-β-ϑ-Mischaktivität

▪▪ Lidschlagartefakte bei Myoklonien in der Ermüdung

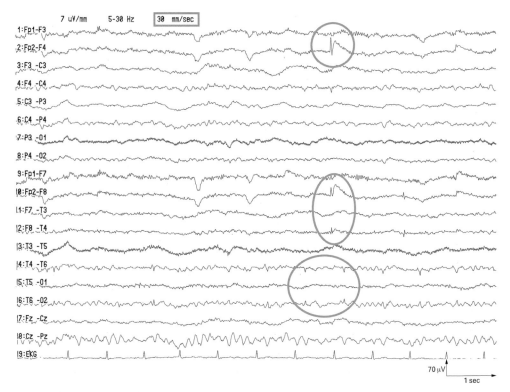

▫ Abb. 5.3 37-jährige Patientin mit fokaler Epilepsie nach Subarachnoidalblutung rechts. EEG: Lidschlagartefakte Fp2 (F8), ungewöhnlich wegen der Einseitigkeit und in der Morphologie modifiziert durch 30-Hz-Filter. ϑ-Herd rechts okzipitotemporal mit „sharp waves" in Phasenumkehr über T6. Ermüdungsphase bei Kurzschlafableitung. Wechselstromartefakte P3-O1 und T3-T5

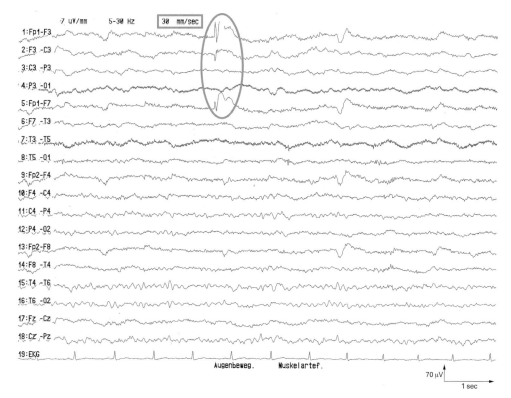

▫ Abb. 5.4 Selbe Patientin wie in ▫ Abb. 5.3. EEG: Lidschlagartefakte Fp1/F3; scharfe Komponente mit umgekehrter Phase in F3; ungewöhnlich wegen der einseitigen Ausprägung und morphologisch modifiziert durch 30 Hz-Filter. Nachfolgend normale Lidartefakte ohne Muskelspitze. Regionale Funktionsstörung wie in ▫ Abb. 5.3

5

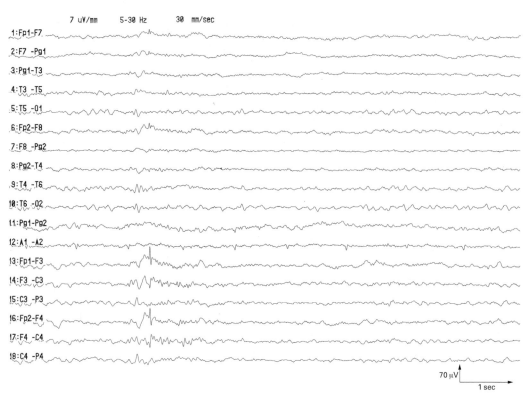

■ **Abb. 5.5**   28-jähriger Patient nach erstem Grand-mal-Anfall. EEG in temporaler Längsreihe mit T1 und T2 (hier als Pg1 und Pg2): Spike-ähnliche Fp1- und Fp2-Artefakte durch Lidmyoklonien in Schlafstadium 1

■ ■ **Lidschlagartefakte**

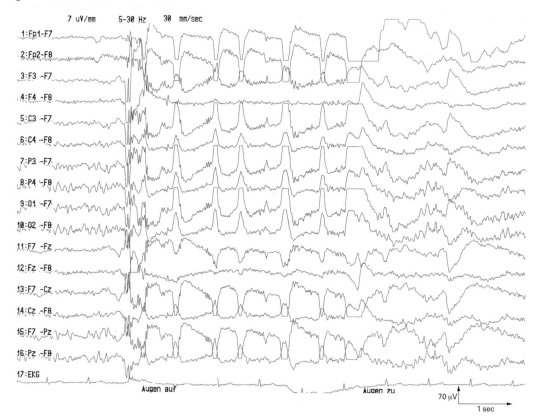

■ **Abb. 5.6**   35-jähriger Alkoholiker im Entzugssyndrom. EEG in Ableitung gegen die temporoanteriore Referenz: Initiale Muskelartefakte durch akustisch ausgelöste Schreckreaktion, gefolgt von repetitiven Lidschlagartefakten nach Augenöffnen (Polung beachten)

■ ■ Bulbusartefakte

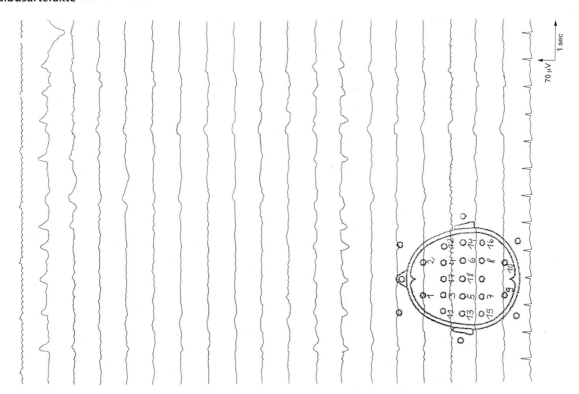

◘ Abb. 5.7 37-jährige Patientin nach Hirnvenenthrombose des Sinus sagittalis superior. EEG in Ableitung gegen die Mittelwertfrequenz: Pseudo-rhythmische Bulbussakkaden, Ermüdungsphase

■ ■ Nystagmusartefakte

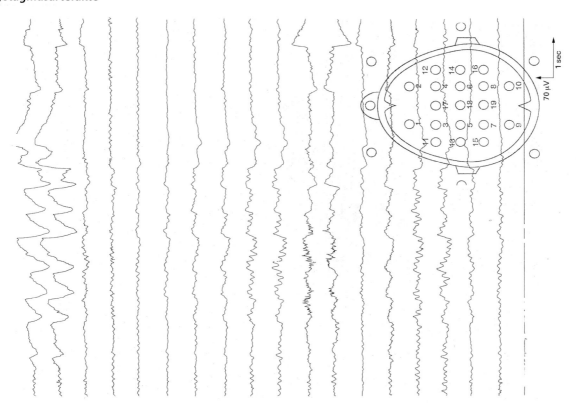

◘ Abb. 5.8 35-jähriger Patient mit angeborenem Vertikalnystagmus. EEG in Ableitung gegen die Mittelwertreferenz: Nystagmusartefakt mit winziger Muskelspitze Fp1 und Fp2. Ausbreitung durch Average-Verfahren vorgetäuscht. Nystagmusunterbrechung durch Augenöffnen

5

▪▪ Bulbusartefakte durch langsame Augenbewegung

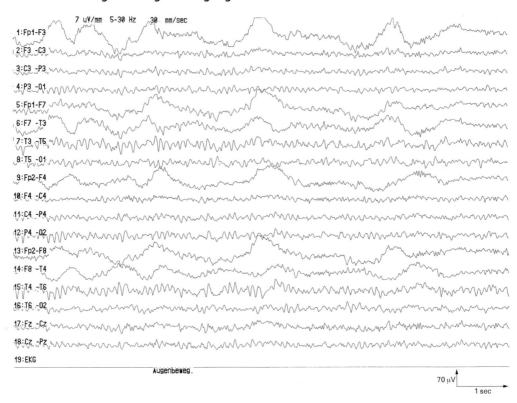

❏ **Abb. 5.9** Temporale Längsreihe: Niedrigfrequente Fp1- und Fp2-Artefakte durch langsame Augenbewegungen in der Ermüdung bei einem 60-jährigen Probanden

▪▪ EKG-Artefakte

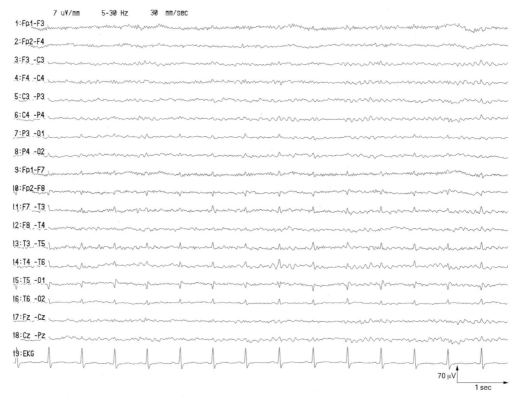

❏ **Abb. 5.10** EKG-Artefakte in der bipolaren Längsreihe bei einem 20-jährigen Probanden

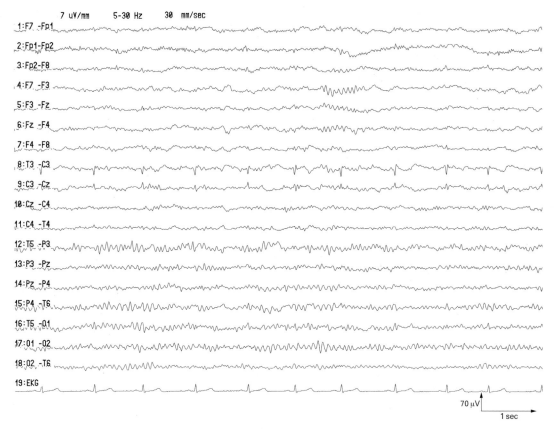

■ **Abb. 5.11**   14-jährige Patientin zur Anfallsdiagnostik. EEG in bipolarer Querreihe mit EKG-Artefakt bei C3

■■ Herzschrittmacherartefakte

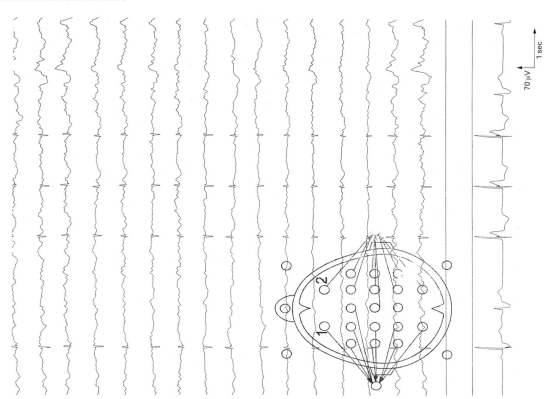

■ **Abb. 5.12**   65-jähriger Patient mit Schrittmacher bei Bradyarrhythmie. EEG in Ableitung gegen die mittlere temporale Referenz: Unregelmäßige Herzschrittmacherartefakte bei Ausfall des kardialen Schrittmachers (▶ Abschn. „EKG")

5

■ ■ **Pulsartefakte**

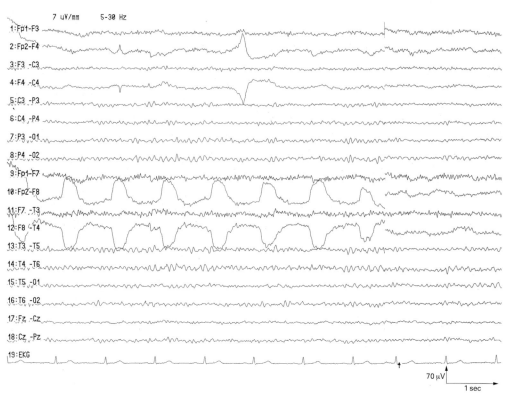

■ **Abb. 5.13**   EEG mit Pulsartefakten F8 vor und nach Versetzen der Elektrode F8 (↑) bei einem 60-jährigen Probanden. Außerdem F4-Elektroden-artefakt. Beachte: Zeitbezug des F8-Artefakts zum EKG!

■ ■ **Pulsartefakte und regionale Funktionsstörung („Herd")**

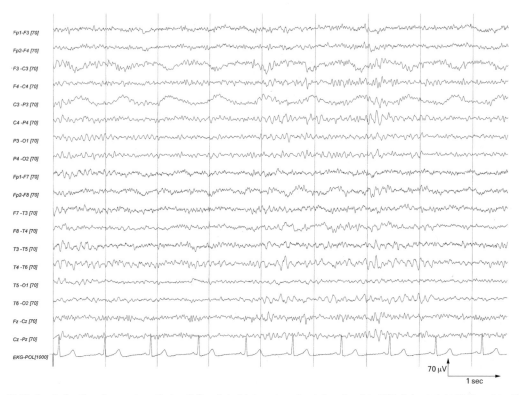

■ **Abb. 5.14**   61-jährige Patientin mit symptomatischer Epilepsie bei Astrozytom frontobasal rechts. EEG: Pulsartefakt C3 (beachte: Zeitbezug zum EKG!). Regionale Funktionsstörung rechts temporal mit flacher unterlagerter δ-Aktivität (Max. F8) und α-Aktivierung T6

▪▪ Schluckartefakte

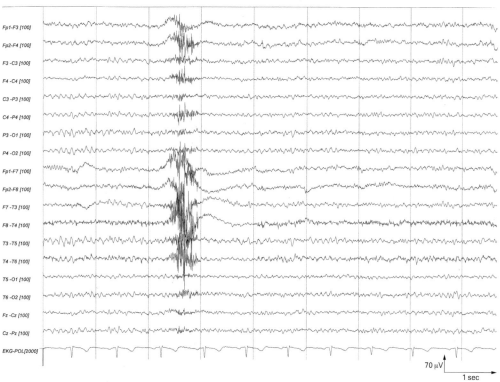

☐ **Abb. 5.15** 53-jähriger Patient mit Verdacht auf Neuroborreliose Stadium 3, Fibromyalgiesyndrom. EEG: Nach 155 s Hyperventilation Schluckartefakt

▪▪ Tremorartefakte

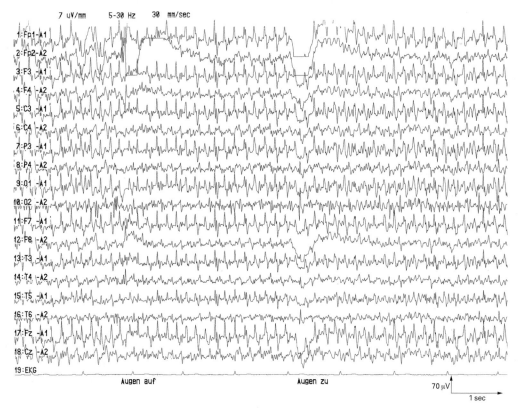

☐ **Abb. 5.16** 55-jährige Patientin mit Morbus Parkinson. EEG in Ableitung gegen die Ohrreferenz: 5-Hz-Artefakt durch Kopftremor, bei Augenöffnen und Augenschluss keine Änderung

5

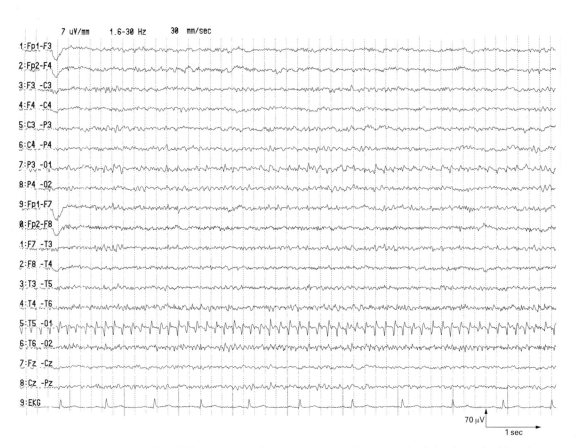

Abb. 5.17 51-jährige Patientin nach Alkoholdelir. EEG: Der Kopftremor von 5 Hz wird vorrangig durch die okzipitale Elektrode O1 dargestellt

▪▪ Singultusartefakte

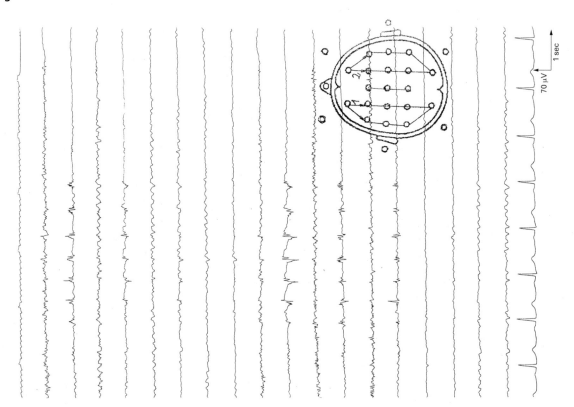

Abb. 5.18 62-jähriger Alkoholiker nach einem Grand-mal-Anfall. EEG in bipolarer Längsreihenschaltung: Rhythmisches Schluckartefakt (ca. 2/s) rechts frontotemporal abgebildet. Leichte diffuse Funktionsstörung

▪▪ Schwitz- und Nystagmusartefakte

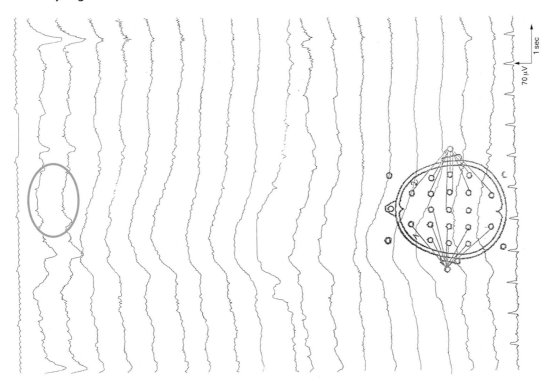

▫ Abb. 5.19   54-jähriger Alkoholiker mit Wernicke-Enzephalopathie. EEG in Ableitung gegen die mittlere temporale Referenz: Langsame Schwitz-artefakte von 0,3/s. Bei Fp1 und Fp2 Nystagmus- und Lidartefakte

▪▪ Elektrodenartefakte T6 in verschiedenen Montagen

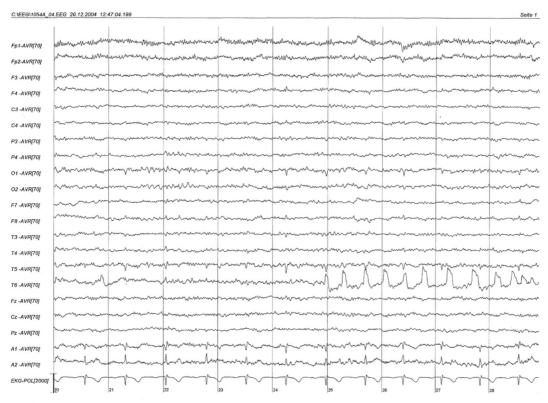

▫ Abb. 5.20   63-jährige Patientin zur Diagnostik. Ableitung gegen die Mittelwertreferenz: Nur in T6 initial „steileres" Element, das nach 3 s in einer Frequenz von 3/s repetiert, α-β-ϑ-Mischaktivität, EKG-Artefakte, vorwiegend A1, A2, T5 und O1

5

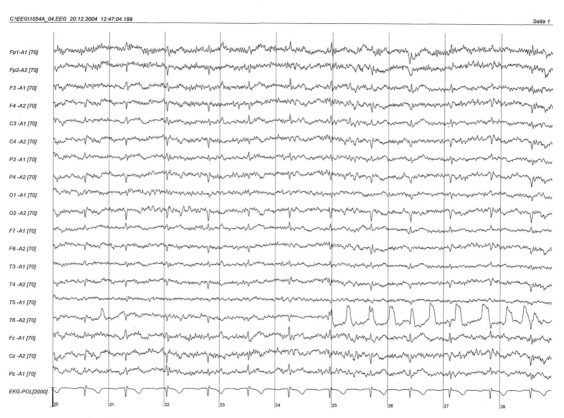

◘ Abb. 5.21   Selbe Patientin wie in ◘ Abb. 5.20. Ableitung gegen die Ohrreferenz: Nur in T6 initial „steileres" Element, das nach 3 s in einer Frequenz von 3/s repetiert, α-β-ϑ-Mischaktivität, EKG-Artefakte über die Ohrreferenzen in allen Ableitbereichen

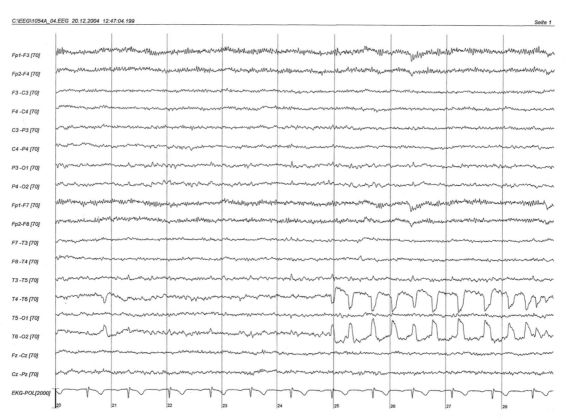

◘ Abb. 5.22   Selbe Patientin wie in ◘ Abb. 5.20. Zentrale Längsreihenschaltung: Nur in T6 initial „steileres" Element, das in enger Phasenumkehr nach 3 s in einer Frequenz von 3/s erscheint. Dabei fehlt jegliche Ausbreitung in die Umgebung („epileptisches Feld") wie bei epilepsietypischen Potenzialen (ETP). Okzipitale α-β-ϑ-Mischaktivität, EKG-Artefakte angedeutet

Elektrodenartefakte T6 in verschiedenen Montagen

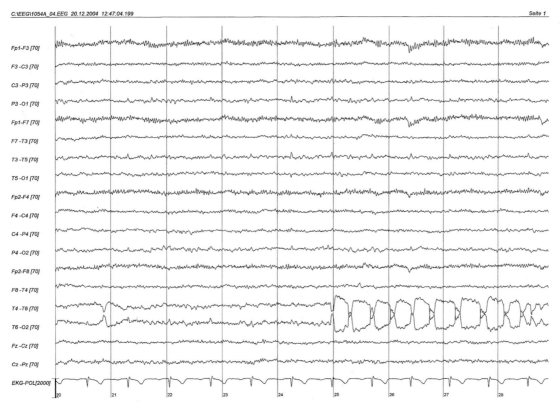

◼ Abb. 5.23 Selbe Patientin wie in ◼ Abb. 5.20. Temporale Längsreihenschaltung: Nur in T6 initial „steileres" Element, das in enger Phasenumkehr nach 3 s in einer Frequenz von 3/s erscheint. Dabei fehlt jegliche Ausbreitung in die Umgebung („epileptisches Feld") wie bei ETP. Okzipitale α-β-ϑ-Mischaktivität, EKG-Artefakte angedeutet

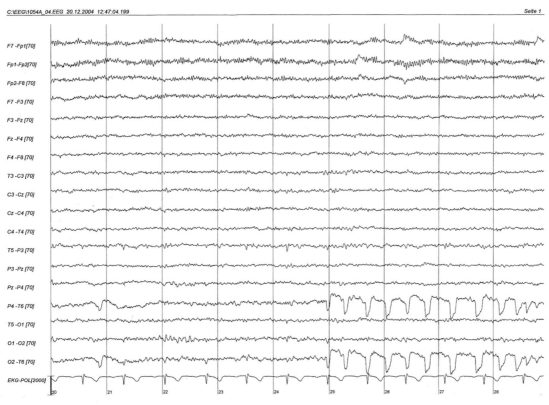

◼ Abb. 5.24 Selbe Patientin wie in ◼ Abb. 5.20. Querreihenschaltung: Nur in T6 initial „steileres" Element, das nach 3 s in einer Frequenz von 3/s auftritt und eine „Negativität" von T6 zeigt wie bei ETP. Jedoch fehlt die bei ETP obligatorische Ausbreitung in die Umgebung („epileptisches Feld"). Okzipitale α-β-ϑ-Mischaktivität, EKG-Artefakte angedeutet

5

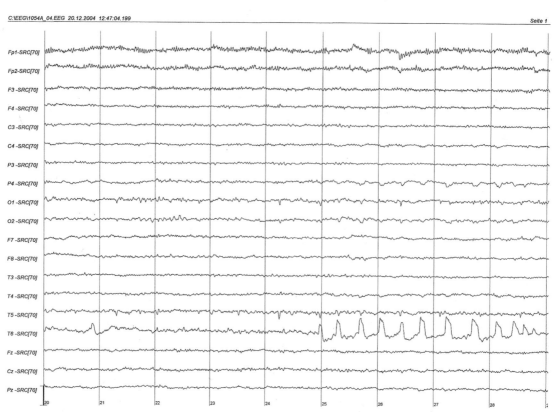

◨ Abb. 5.25   Selbe Patientin wie in ◨ Abb. 5.20. Quellenableitung: Nur in T6 initial „steileres" Element, das nach 3 s in einer Frequenz von 3/s repetiert, α-β-ϑ-Mischaktivität, EKG-Artefakte T5 und O1. Da in der toposelektiven Ableitung eine Differenz zwischen dem Mittelwert der umgebenden Elektroden und dem Potenzial der Quellenelektrode gebildet wird, erscheint das Artefakt von T6 auch in P4 und O2 angedeutet

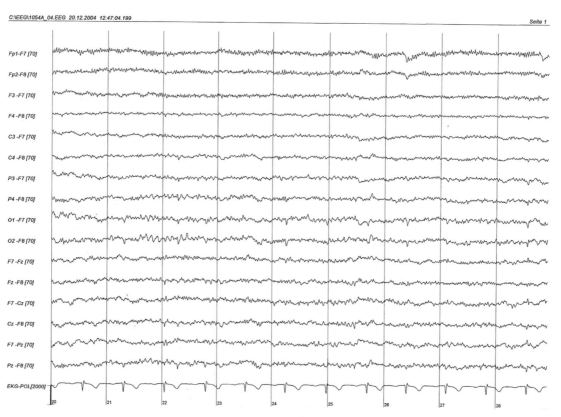

◨ Abb. 5.26   Selbe Patientin wie in ◨ Abb. 5.20. Referenzschaltung gegen temporoanterior (F7 und F8): Das T6-Artefakt ist in dieser Schaltung nicht vorhanden, da die T6-Elektrode nicht enthalten ist. Okzipitale α-β-ϑ-Mischaktivität. Einzelne EKG-Artefakte strahlen nur über O1 und O2 ein

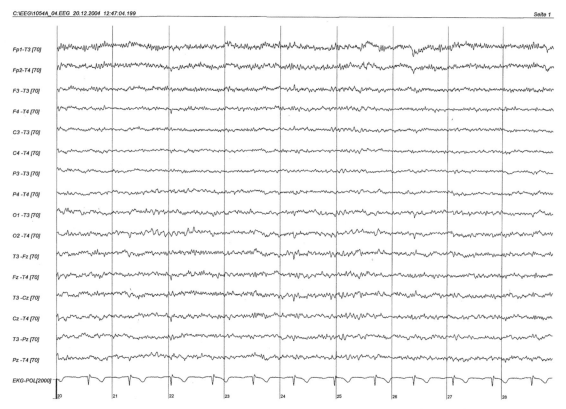

■ **Abb. 5.27**   Selbe Patientin wie in ■ Abb. 5.20. Referenzschaltung gegen temporomedial (T3 und T4): Das T6-Artefakt ist in dieser Schaltung nicht vorhanden, da die T6-Elektrode nicht enthalten ist. Okzipitale α-β-ϑ-Mischaktivität. Einzelne EKG-Artefakte

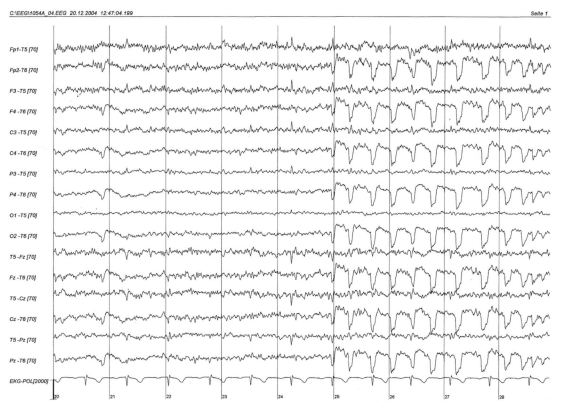

■ **Abb. 5.28**   Selbe Patientin wie in ■ Abb. 5.20. Referenzschaltung gegen temporoposterior (T5 und T6): Das T6-Artefakt erscheint auf jeder zweiten Spur, da es sich in der Referenz befindet. Deutlicher sind die EKG-Artefakte

▪▪ F3-Artefakt?

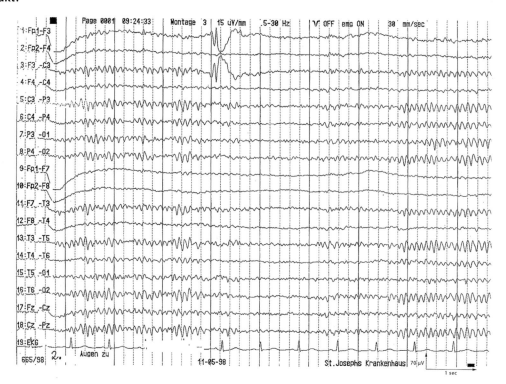

◘ Abb. 5.29   30-jährige Patientin zur Anfallsdiagnostik. EEG: Okzipitaler 9–10/s-Rhythmus, der für 4 s Dauer zerfällt und von α-β-Mischaktivität abgelöst wird. Als Auslöser bietet sich lediglich ein „Komplex" mit spitzer und langsamer Welle an, der eine Phasenumkehr der langsamen Welle bei F3 und eine umgekehrte Phase der spitzen Welle bei Fp1 und C3, aber keinerlei „epileptisches Feld" zeigt. Insofern bietet er die Merkmale eines Artefakts (von F3?)

▪▪ Bewegungsartefakt linksseitig zentrotemporal

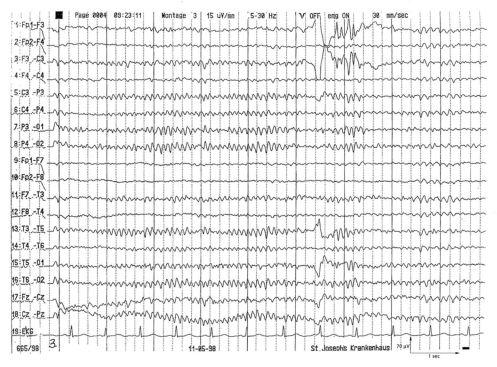

◘ Abb. 5.30   Selbe Patientin wie in ◘ Abb. 5.29. EEG: Okzipitaler 9–10/s-Rhythmus, der nach 6 s zerfällt und von α-ϑ-Mischaktivität abgelöst wird. Der in ◘ Abb. 5.29. beschriebene „Komplex" von F3 zeigt eine unharmonische Ausbreitung nach zentral und T5 und somit keinerlei „epileptisches Feld". Im Zusammenhang mit den durch den α-Zerfall dokumentierten Vigilanzschwankungen scheint das Artefakt bewegungsbedingt gewesen zu sein

■■ Elektrodenartefakte

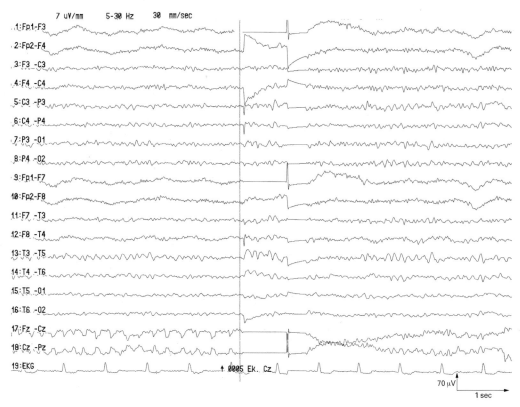

■ **Abb. 5.31**   75-jähriger Patient mit Verdacht auf vertebrobasiläre Insuffizienz. EEG: Cz-Elektrodenartefakt vor und nach Veränderung der Elektrodenpaste. Normbefund mit Ermüdungszeichen

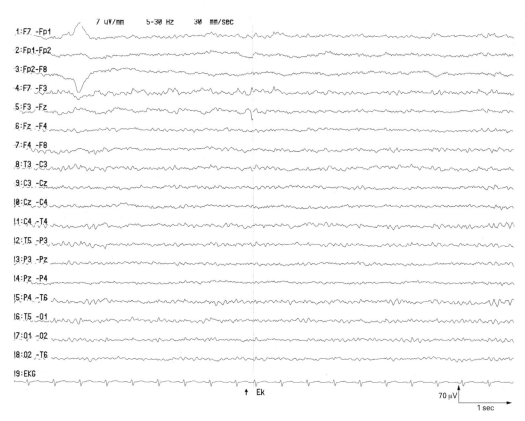

■ **Abb. 5.32**   61-jähriger Patient mit Kopfschmerzen rechtsseitig. EEG in bipolarer Querreihenschaltung: Elektrodenartefakt F3 vor und nach Korrektur (*Pfeil*) der Elektrodenpaste

■ ■ Bewegungsartefakte

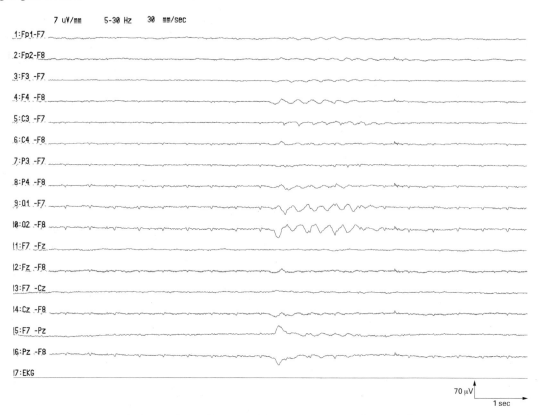

◘ Abb. 5.33   37-jähriger Patient im Bulbärhirnsyndrom. Ableitung auf der Intensivstation. Referenzschaltung gegen temporoanterior: Wackelartefakt von 4/s durch Bewegung am Bett. Keine Hirnaktivität. EKG-Artefakte bei Herzfrequenz um 120/min (EKG-Kanal fehlt)

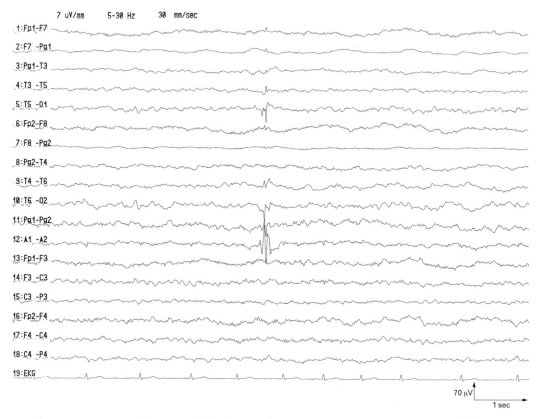

◘ Abb. 5.34   16-jährige Patientin mit psychogenen Muskelzuckungen der Arme. EEG in temporaler Längsreihenschaltung mit T1 und T2 (hier als Pg1 und Pg2). „Spitze" Wackelartefakte ohne „epileptisches Feld"

▪▪ Elektrodenartefakte

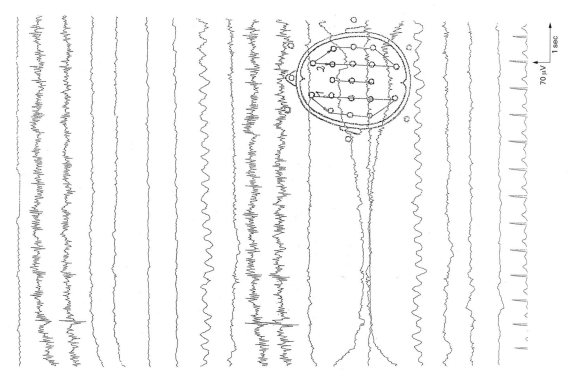

■ **Abb. 5.35** 30-jährige Patientin im psychogenen Status bei Grenzdebilität. EEG: Massive frontale Verspannungsartefakte. O1-Wackelartefakt (3/s)

▪▪ Beatmungsartefakte

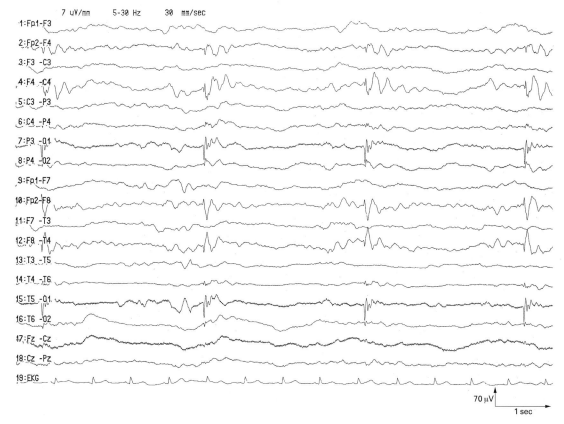

■ **Abb. 5.36** 30-jähriger Alkoholiker im Koma nach Herpes-simplex-Enzephalitis mit Status fokaler Anfälle. EEG auf der Intensivstation: Verlangsamung und Abflachung bei schwerer diffuser Funktionsstörung. Beatmungsartefakt durch Wackeln des Elektrodenkabels besonders F4, F8 und O1. Keine epileptische Feldverteilung trotz scheinbarer epilepsietypischer Potenziale

5

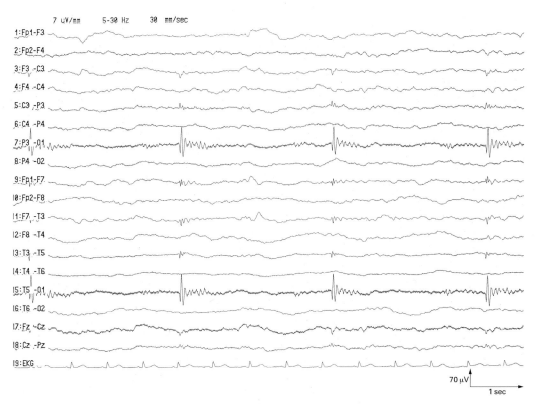

■ **Abb. 5.37**   Selber Patient wie in ■ Abb. 5.36 nach Kontrolle der Elektrodenleitungen. EEG: Beatmungsartefakte reduziert, Wechselstromartefakt O1 und Fz

■ ■ **Bewegungsartefakte durch Schnarchen**

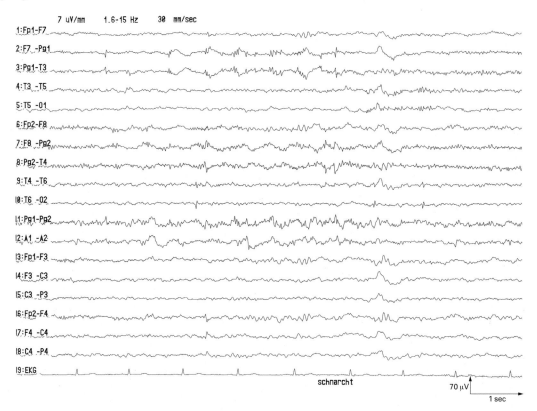

■ **Abb. 5.38**   40-jähriger Alkoholiker nach zwei Grand-mal-Anfällen. EEG in temporaler Längsreihe mit T1 und T2 (hier Pg1 und Pg2): „Spitzes"
Bewegungsartefakt bei den tiefen Temporalelektroden (Pg1 und Pg2)

■■ Artefakte durch Ohrring rechts

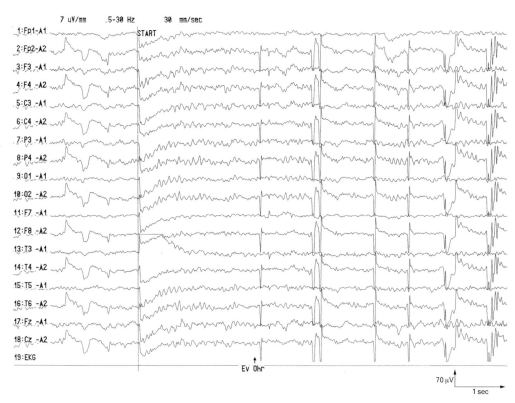

■ **Abb. 5.39**   22-jähriger Patient mit Ptosis links. EEG in Ableitung gegen die Ohrreferenz: Linke Seite mit langsamem Artefakt in A2. Nach Kontrollversuch (*Pfeil*) spikeähnliches A2-Artefakt

■■ Kauartefakte

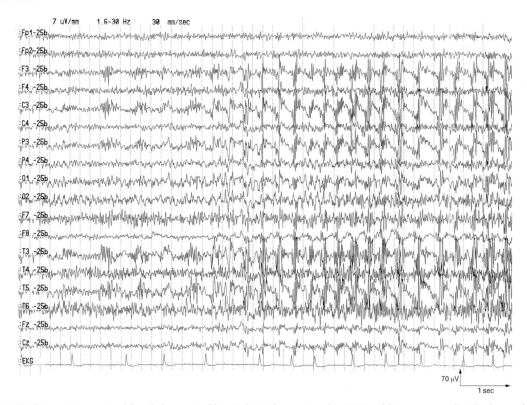

■ **Abb. 5.40**   80-jähriger Patient mit subkortikaler arteriosklerotischer Mikroangiopathie. EEG in Ableitung gegen die Mittelwertreferenz (25b): Linksbetonte muskuläre Kauartefakte

EEG bei diffusen und lokalen Hirnfunktionsstörungen

© Springer-Verlag GmbH Deutschland, ein Teil von Springer Nature 2018
H. Kursawe, *Übungsbuch Klinisches EEG*
https://doi.org/10.1007/978-3-662-56756-2_6

6

▪ ▪ Leichte, diffuse Hirnfunktionsstörung

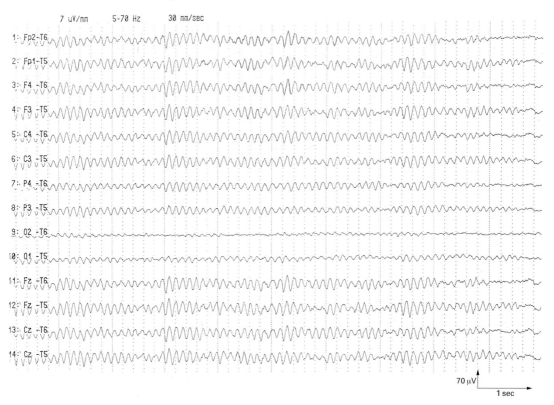

☑ Abb. 6.1   62-jährige Patientin mit Leberzirrhose, Zustand nach Ösophagusvarizenblutung. EEG: Referenzableitung nach temporal hinten. Grundaktivitätsverlangsamung mit Dominanz monomorpher, frequenzstarrer 8/s-Wellen

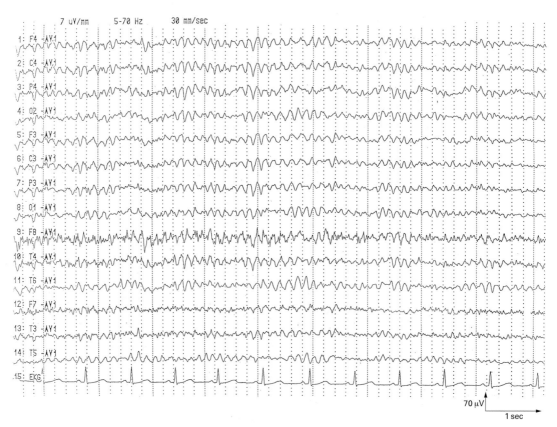

☑ Abb. 6.2   75-jähriger Patient mit rezidivierenden Synkopen bei biliärer Leberzirrhose, neurologisch unauffällig. EEG: Ableitung zur Mittelwertreferenz. Grundaktivitätsverlangsamung mit Dominanz der 7/s-Wellen. Muskelpotenzialeinstreuung F8

▪▪ Mäßige, diffuse Hirnfunktionsstörung

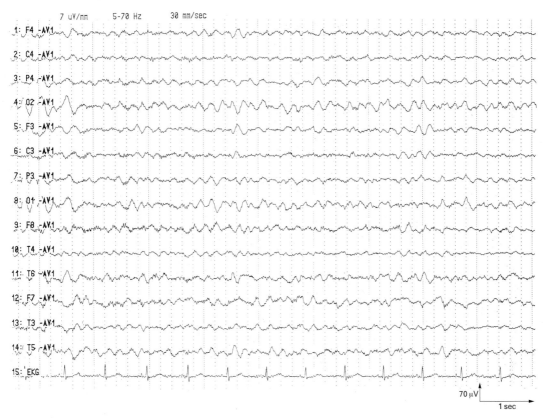

❑ **Abb. 6.3** 47-jährige Patientin mit progredientem dementiellen Syndrom. EEG: Ableitung zur Mittelwertreferenz: Grundaktivitätsverlangsamung mit ϑ-Wellendominanz (meist 5–6/s-Aktivität)

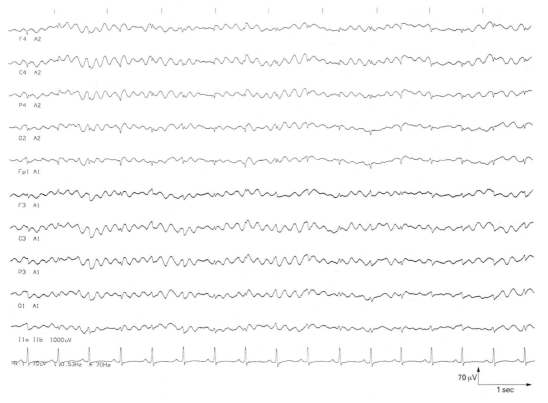

❑ **Abb. 6.4** 53-jähriger Patient, vor 2 Monaten Herzinfarkt und Reanimation. Hypoxischer Hirnschaden und Sepsis. EEG: Referenzableitung zu den Ohren. Grundaktivitätsverlangsamung mit ϑ-Wellendominanz (meist 6/s-Aktivität). EKG-Artefakte

■ ■ **Schwere, diffuse Hirnfunktionsstörung**

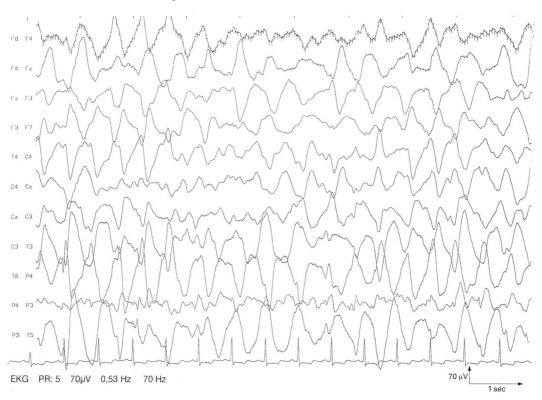

■ **Abb. 6.5**   16-jähriger Patient im Zustand nach Herzklappenersatz vor 2 Tagen, jetzt zunehmende Bewusstseinseintrübung. EEG: Querreihen-schaltung. Ausgeprägte Verlangsamung mit Dominanz amplitudenhoher, polymorpher δ-Aktivität (meist 2/s, bis über 200 μV). Muskelpotenzial-überlagerung F8. EKG-Zuschaltung Kanal 12

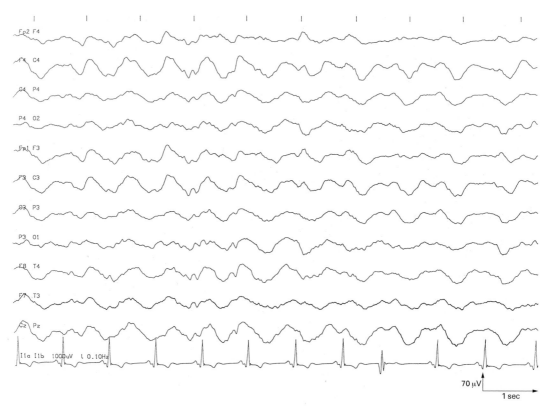

■ **Abb. 6.6**   57-jähriger Patient, vor 4 Tagen Operation mit extrakorporaler Zirkulation. Ausgeprägte Hypotension und schwere metabolische Ent-gleisung. EEG: Längsreihenschaltung. Ausgeprägte Verlangsamung mit Dominanz polymorpher δ-Wellen (meist 1,5–2/s). Blockade bei akustischen und Schmerzreizen

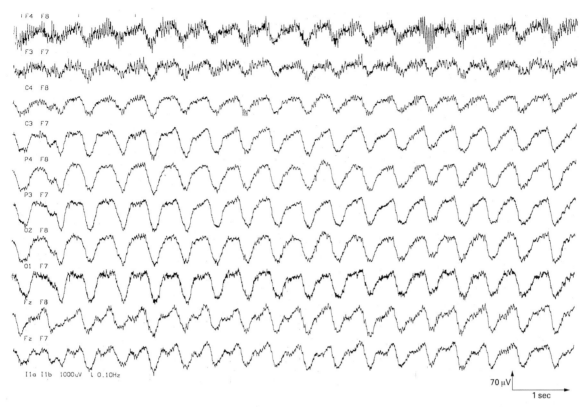

■ **Abb. 6.7**   34-jährige Patientin, seit 3 Wochen Zephalgien, insgesamt 3 Grand-mal-Anfälle, Stupor. Verdacht auf Enzephalitis. EEG: Referenzableitung nach temporal vorn. Monomorphe rhythmische δ-Wellen. Kontinuierliche, bilateral synchrone 2/s-Aktivität, meist um 110 µV über allen Hirnregionen. Muskelpotenzialüberlagerung, die bei Reizen erheblich zunimmt

■ ■ Schwerste, diffuse Hirnfunktionsstörung („burst suppression")

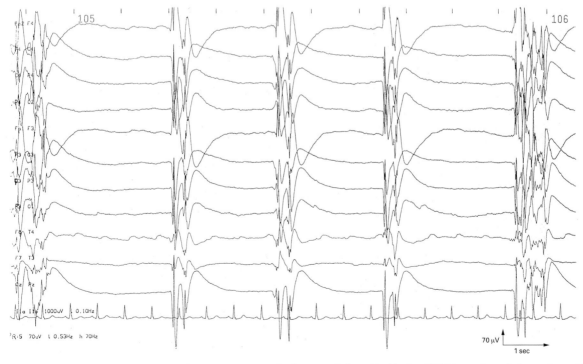

■ **Abb. 6.8**   47-jährige Patientin, Aspiration und Reanimation vor 12 h. Therapierefraktäre Myoklonien. EEG: Längsreihenschaltung. Generalisierte Spitzenpotenzialparoxysmen bis über 250 µV in unregelmäßiger Folge, getrennt durch Strecken von 1–5 s Dauer mit extremer Potenzialarmut („suppression periods")

6

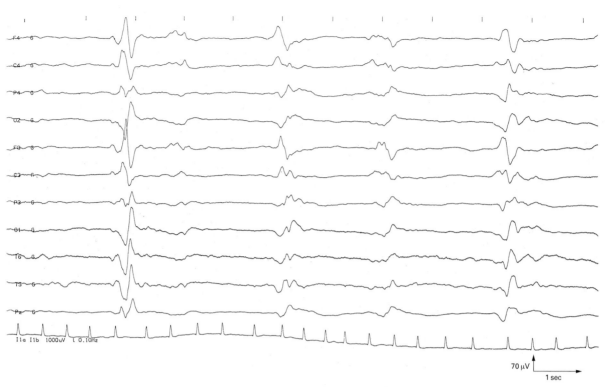

❏ **Abb. 6.9**   79-jährige Patientin, Reanimation vor 9 Tagen. Komatös, insuffiziente Spontanatmung. EEG: Ableitung zur Mittelwertreferenz. Generalisierte, unregelmäßige ϑ-δ-Wellengruppen von unterschiedlicher Dauer, teilweise steil, durch potenzialarme Strecken von 1–4 s Dauer unterbrochen

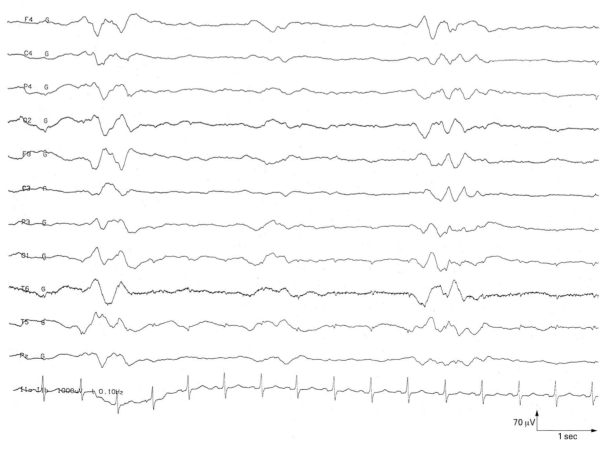

❏ **Abb. 6.10**   65-jähriger Patient, Aortenklappenersatz vor 5 Tagen. Komatös, Wälzbewegungen. EEG: Ableitung zur Mittelwertreferenz. Unregelmäßige, generalisierte ϑ-δ-Wellengruppen, unterbrochen durch potenzialarme Strecken von 1–3 s Dauer

■ ■ Repetitive Muster – triphasische Potenziale

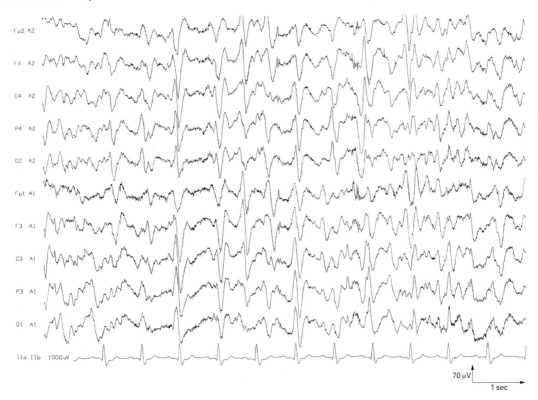

■ Abb. 6.11　69-jährige Patientin, Sigmaresektion und einseitige Nephrektomie wegen maligner Tumoren. Jetzt zunehmende Schläfrigkeit mit zeitweiliger Desorientierung. EEG: Referenzableitung zu den Ohren. Pseudorhythmische triphasische Potenziale während der gesamten Untersuchung, die nur kurzzeitig von ϑ-Wellen unterbrochen werden

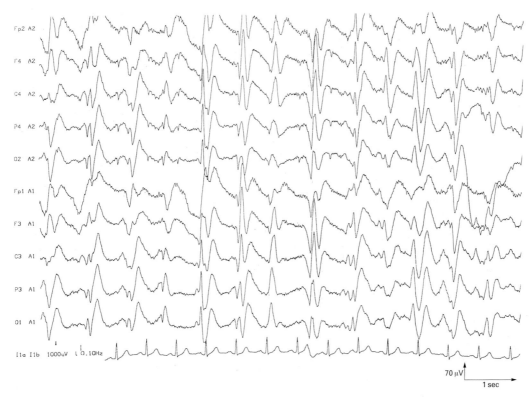

■ Abb. 6.12　65-jähriger Patient, seit 3 Monaten demenzieller Abbau, Myoklonien. Verdacht auf Creutzfeldt-Jakob-Erkrankung. EEG: Referenzableitung zu den Ohren. Periodisches Auftreten amplitudenhoher triphasischer Potenziale während der gesamten Untersuchung (Abstände nahezu gleich, meist um 1,5/s)

▪▪ Intermittierende rhythmisierte δ-Wellenaktivität (IRDA)

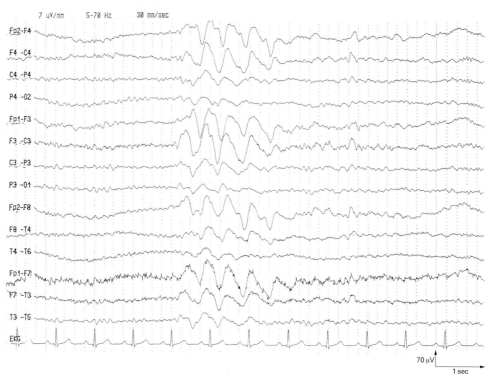

□ Abb. 6.13   58-jähriger Patient mit Sarkom des linken Unterschenkels. Apoplektischer Insult links vor 4 Jahren. Jetzt neurologisch unauffällig. EEG: Bipolare Längsreihenschaltung. α-Aktivität, unterbrochen von intermittierenden, generalisierten δ-Wellenparoxysmen (meist 2,5/s), frontal betont. Muskelpotenzialüberlagerung Fp1

▪▪ Intermittierende, generalisierte Verlangsamung

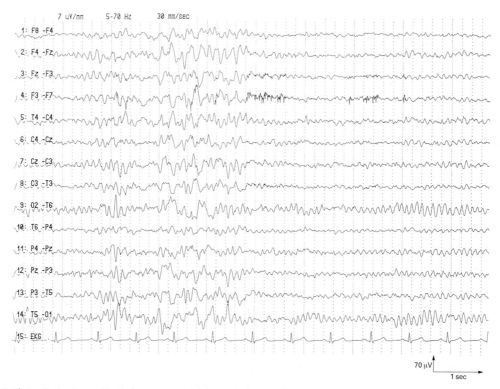

□ Abb. 6.14   32-jährige Patientin mit Kopfschmerzen seit 3 Jahren. Verdacht auf Basilarismigräne, neurologisch unauffällig. EEG: Querreihenschaltung. Dominierende α-Grundaktivität (meist 9/s-Wellen), unterbrochen durch generalisierte, unregelmäßige α-ϑ-Wellengruppen, die unter Hyperventilation deutlich zunehmen und einzelne steile Abläufe enthalten

■ ■ Intermittierende Verlangsamung (FIRDA) bei Ponsblutung

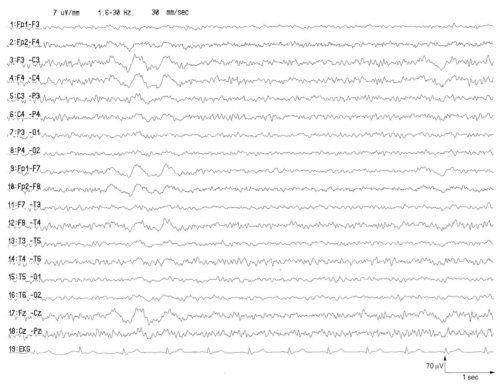

■ **Abb. 6.15**   73-jähriger Patient mit Mittelhirnsyndrom III nach rechtsbetonter Ponsblutung. EEG: Bipolare Längsreihe. Amplitudenhohe frontale δ-Gruppe (2/s). Okzipital unregelmäßige α-Tätigkeit mit eingelagerten θ-Wellen und β-Aktivität, die seitendifferent und rechtsbetont ist

■ ■ θ-Wellenherd temporal links

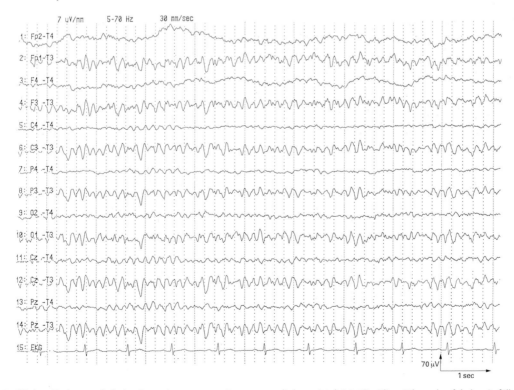

■ **Abb. 6.16**   51-jähriger Patient, mehrfache Operationen wegen Astrozytoms links parietal. Jetzt Rezidiv mit komplex-fokalen Anfällen rechtsseitig. EEG: Referenzableitung zur mittleren Temporalelektrode. Rechtsseitig amplitudengeringe θ-α-Mischaktivität, entsprechend einer leichten, diffusen zerebralen Funktionsstörung. Linksseitig deutlich höhere Amplituden mit nahezu kontinuierlicher θ-Aktivität und einzelnen steilen Abläufen

■■ δ-Wellenherd frontal rechts temporal vorn (Phasenumkehr um F8)

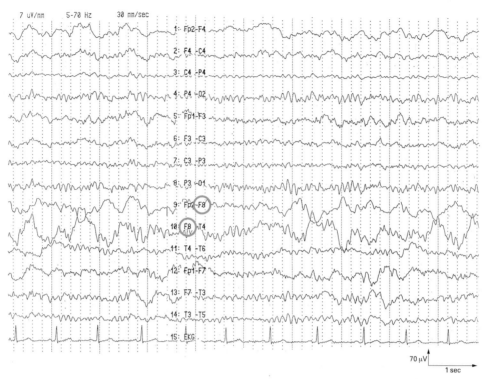

◻ Abb. 6.17   62-jährige Patientin, Operation eines Keilbeinflügelmeningeoms rechts vor 6 Tagen. Neurologisch unauffällig. EEG: Längsreihenschaltung. Linksseitig dominierende α-Grundaktivität. Rechts temporal vorn (Phasenumkehr) kontinuierliche, polymorphe δ-Aktivität (meist 1,5–2/s) mit Einbeziehung der rechten Frontalregion. Geringe Ausdehnung nach frontal links

■■ δ-Wellenherd frontal links

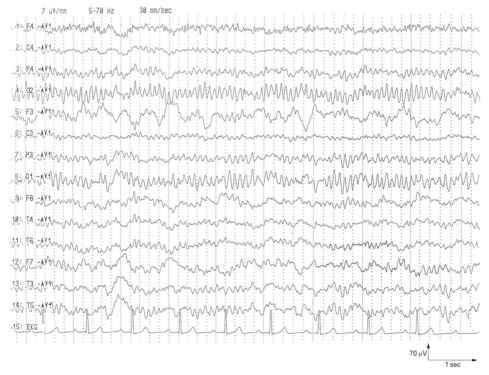

◻ Abb. 6.18   56-jährige Patientin, Resektion eines Glioms links frontotemporal vor 7 Tagen. Hemiparese rechts und Aphasie in Rückbildung. EEG: Ableitung zur Mittelwertreferenz. Rechtsseitig dominierende α-Grundaktivität. Frontale β-Wellen. δ-Wellenunterlagerung temporal. Linksseitig frontal kontinuierliche, polymorphe δ-Aktivität (meist 2/s) mit Einbeziehung des gesamten linken Temporalbereichs. Geringe α-Frequenzverlangsamung im Sinne einer leichten Funktionsstörung der gesamten linken Hemisphäre

▪▪ δ-Wellenherd frontal links (Phasenumkehr um F3)

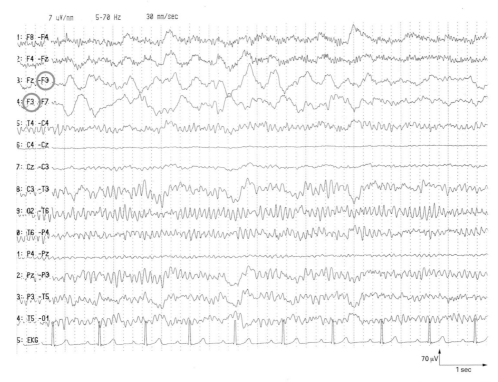

▶ Abb. 6.19 Selbe Patientin wie in **▶** Abb. 6.18, gleiche Untersuchung. EEG: In den Querreihen verdeutlicht die Phasenumkehr um die linke Frontalelektrode das Herdmaximum. Neben der temporalen Ausdehnung auch geringe Einbeziehung der linken Parietalregion und Ausbreitung nach rechts frontal

▪▪ Wellenspitzenpotenzialherd frontal links (Phasenumkehr um F3)

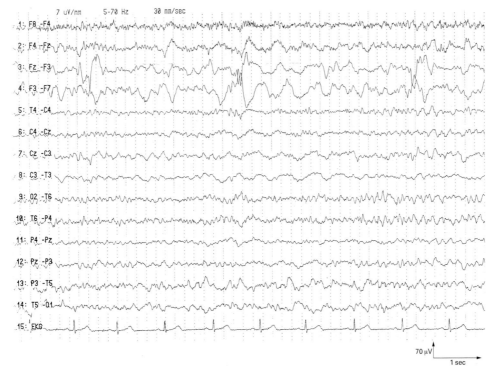

▶ Abb. 6.20 56-jährige Patientin mit links frontaler Metastase eines Bronchialkarzinoms. Mehrere Operationen und Bestrahlungen. Epileptischer Anfall vor 2 Tagen. EEG: Querreihenschaltung. Rechtsseitig α-Wellendominanz mit geringer β- und ϑ-Wellenbeimischung. Links frontal (Phasen-umkehr) kontinuierliche polymorphe δ-ϑ-Aktivität (meist 2/s-Wellen) mit „sharp waves". Geringe Ausdehnung über die Mittellinie und nach temporal bei mäßiger Grundaktivitätsverlangsamung über der gesamten linken Hemisphäre

▪▪ Wellenspitzenpotenzialherd temporal rechts (Phasenumkehr um F8)

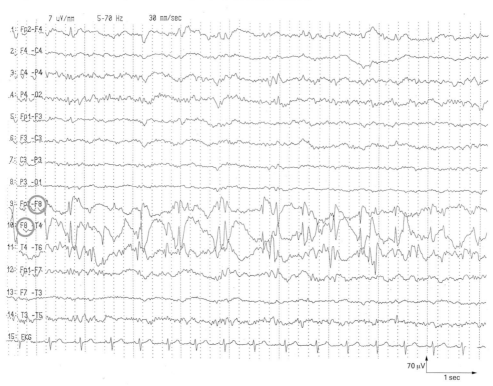

❏ **Abb. 6.21**   16-jährige Patientin, Exstirpation eines temporalen Tumors rechts vor 16 Tagen. Präoperativ 3 epileptische Anfälle, jetzt neurologisch unauffällig. EEG: Bipolare Längsreihenschaltung. Dominanz amplitudenniedriger α-ϑ-Aktivität mit geringer, rechts betonter ϑ-Welleneinstreuung. Rechts temporal vorn (Phasenumkehr) kontinuierlicher Spitzenpotenzialherd mit hoher Amplitude und Ausdehnung nach temporal hinten sowie angedeutet auch nach frontopolar rechts

▪▪ α-Aktivierung temporal hinten rechts

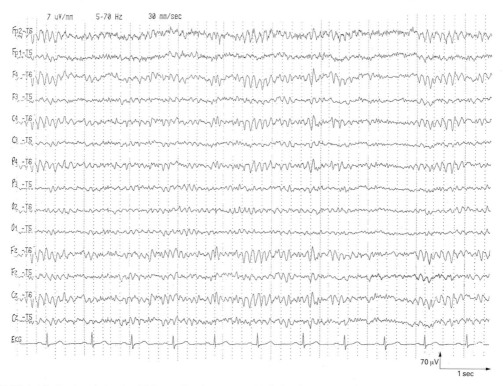

❏ **Abb. 6.22**   55-jährige Patientin mit Arachnoidalzyste, Quadrantenanopsie links oben. EEG: Referenzableitung nach temporal hinten. Dominierende α-Grundaktivität. Erhöhung der Amplitude und Ausprägung mit geringer Verlangsamung der α-Wellen rechts

▪▪ α-Aktivierung okzipitotemporal rechts

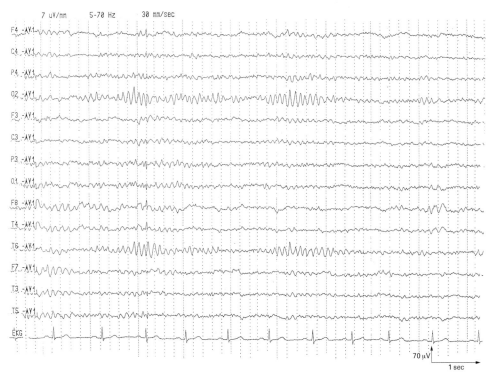

■ **Abb. 6.23** Selbe Patientin, gleiche Untersuchung. EEG: Ableitung zur Mittelwertreferenz. Die Seitendifferenz der α-Aktivität ist nicht nur temporal hinten, sondern auch okzipital deutlich nachweisbar

▪▪ α-Aktivierung zentroparietotemporal rechts

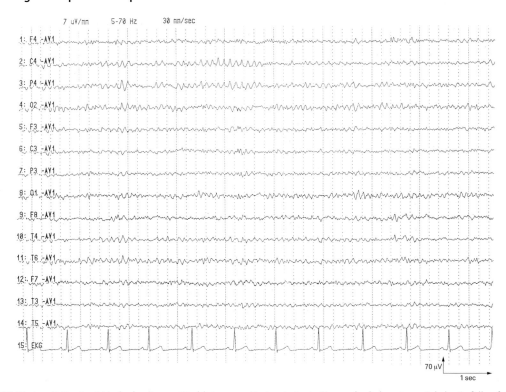

■ **Abb. 6.24** 32-jähriger Patient mit Hodenkarzinom. Hirnblutung am Vortag. Latente Parese des linken Arms. Fokaler Anfall auf der linken Rumpfseite vor der Untersuchung. Computertomographisch nachgewiesene Blutung rechts zentroparietal subkortikal. EEG: Ableitung zur Mittelwertreferenz. α-β-Mischaktivität. Vorherrschen der 10–11/s-Wellen. Seitendifferenz zentroparietal temporal mit α-Frequenzverlangsamung und Amplitudenerhöhung rechts

6

▪▪ β-Aktivierung frontopolar – frontal links („breach rhythm")

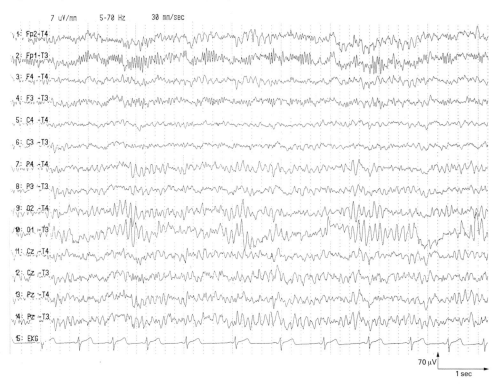

❏ **Abb. 6.25**   15-jähriger Patient, Operation eines Oligodendroglioms links frontal vor 2 Jahren. Diskrete Anisokorie, sonst neurologisch unauffällig. EEG: Referenzableitung zur mittleren Temporalelektrode. Dominierende α-Grundaktivität. Deutliche Seitendifferenz frontopolar mit Erhöhung der Amplituden und Ausprägung von β-Wellen links bei geringer Ausdehnung nach frontal links (meist Ausdruck gliöser Narbenbildung). Geringe Amplitudenerhöhung der α-Wellen okzipital links mit δ-Wellenunterlagerung bis parietal links

▪▪ β-Aktivierung temporal vorn rechts

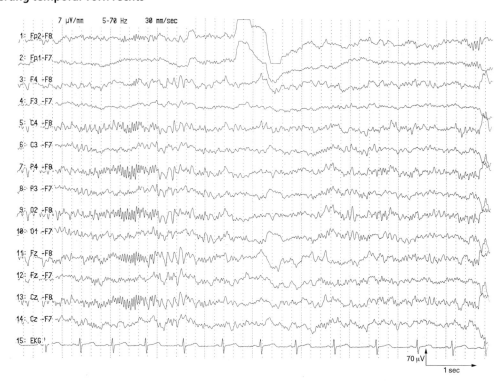

❏ **Abb. 6.26**   12-jähriger Patient mit Hydrocephalus internus und Zustand nach Drainageoperation rechts vor 10 Jahren. Weites Ventrikelsystem, keine Hirndrucksymptomatik. EEG: Referenzableitung nach temporal vorn. Frequenzinstabiles EEG mit α-β-ϑ-Mischaktivität. Deutliche temporale Seitendifferenz mit auffallenden, amplitudenhöheren β-Wellengruppen temporal rechts (meist 15–20/s-Wellen bis 70 µV)

▪▪ Reizantworten in Abhängigkeit von der Tiefe des Komas – Beschleunigung der elektrozerebralen Aktivität

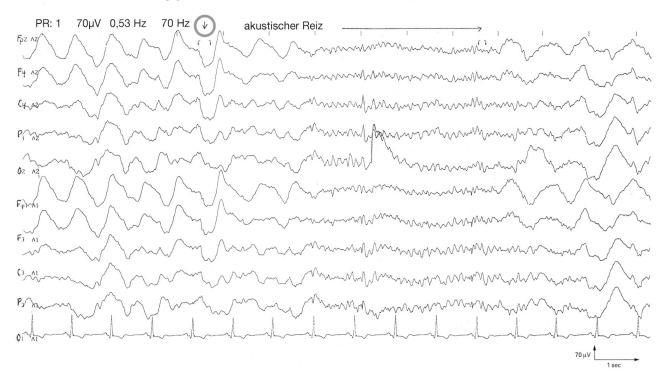

▫ **Abb. 6.27**   57-jähriger Patient, 4 Tage nach Operation mit extrakorporaler Zirkulation. Blutdruckabfälle, massive metabolische Entgleisung, komatös. EEG: Referenzableitung zu den Ohren. Dominanz der δ-Aktivität (meist 1,5/s-Wellen). Akustischer Reiz führt zu einer sehr deutlichen Frequenzbeschleunigung mit Amplitudenerniedrigung, die nach kurzer Verzögerung einsetzt und fast unmittelbar nach Reizende aufhört

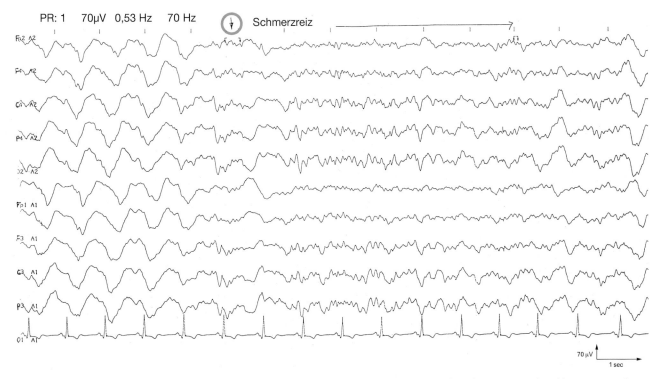

▫ **Abb. 6.28**   Selber Patient wie in ▫ Abb. 6.27, gleiche Untersuchung. EEG: Referenzableitung zu den Ohren. Frequenzbeschleunigung und Amplitudenerniedrigung auf Schmerzreiz, die schnelle Aktivität überlagert noch nach Reizende die wieder verstärkt auftretenden δ-Wellen

▪▪ Reizantworten in Abhängigkeit von der Tiefe des Komas – paradoxe δ-Aktivierung

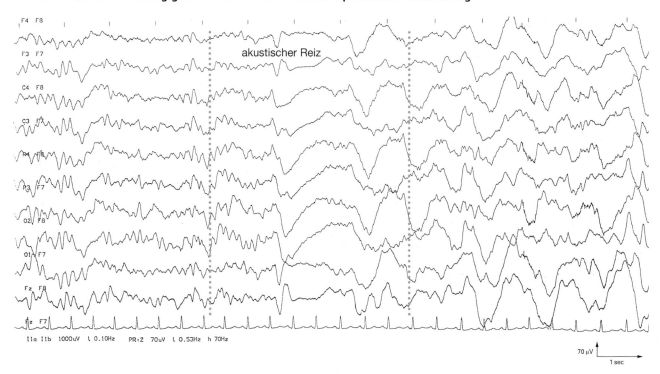

▫ **Abb. 6.29**   48-jährige Patientin mit entzündlichem Liquorsyndrom bei Verdacht auf zerebrale Parasitose. Komatös, beinbetonte Tetraparese. EEG: Referenzableitung zur vorderen Temporalelektrode. ϑ-α-Mischaktivität mit ϑ-Wellendominanz und geringer δ-Wellenunterlagerung. Mäßige, diffuse zerebrale Funktionsstörung. Ein akustischer Reiz provoziert nach kurzer Latenz amplitudenhohe δ-Wellen, die den Reiz überdauern

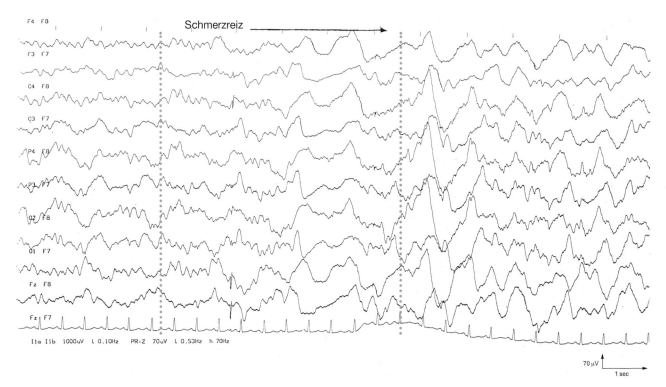

▫ **Abb. 6.30**   Selbe Patientin wie in ▫ Abb. 6.29, gleiche Untersuchung. EEG: Referenzableitung zur vorderen Temporalelektrode. Auch Schmerzreize führen zum Auftreten amplitudenhoher, den Reiz überdauernder δ-Aktivität

■ ■ **Repetitive Muster – triphasische Elemente (EEG-Verlauf bei klinisch möglicher Creutzfeldt-Jakob-Erkrankung)**

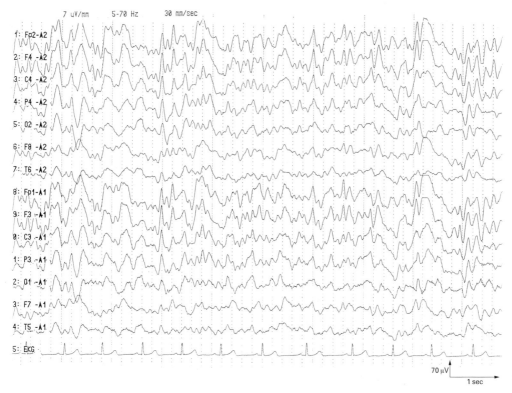

■ **Abb. 6.31** 55-jährige Patientin, seit 3 Monaten psychomotorische Verlangsamung, zerebelläre Symptomatik und Myoklonien. EEG: Ableitung zur Ohrreferenz. Mäßige, diffuse Verlangsamung mit Dominanz der ϑ-Aktivität (meist 5/s-Wellen mittlerer Amplitudenhöhe). Beidseits über den vorderen Hirnregionen heben sich in unregelmäßiger Folge bilateral synchrone, steile Potenzialkonfigurationen aus dem Niveau heraus

■ ■ **EEG-Verlauf bei klinisch möglicher Creutzfeldt-Jakob-Erkrankung**

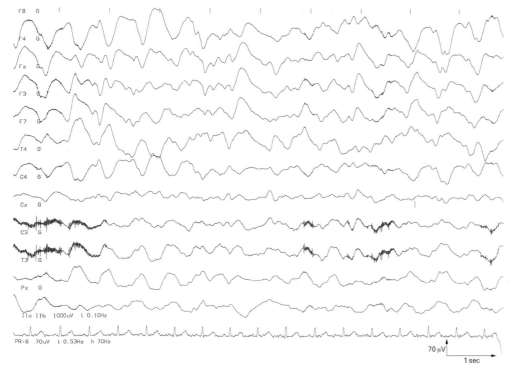

■ **Abb. 6.32** Selbe Patientin wie in ■ Abb. 6.31 mit unveränderter klinischer Symptomatik 9 Tage später. EEG: Schaltung zur Mittelwertreferenz. Schwere diffuse Funktionsstörung mit Dominanz polymorpher δ-Wellen (meist um 2/s). Keine repetitiven, steilen Elemente. Links zentrotemporale Muskelpotenziale

6

▪ ▪ Periodische triphasische Potenziale (Creutzfeldt-Jakob-Erkrankung wahrscheinlich)

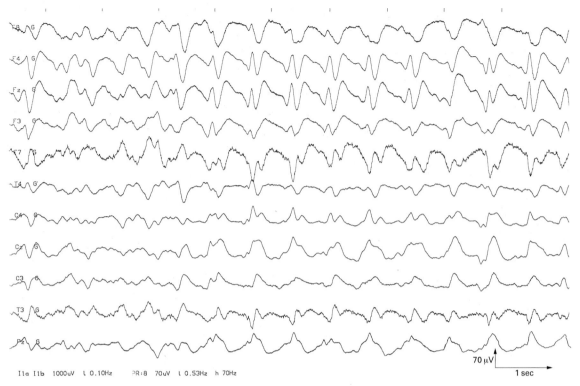

◘ **Abb. 6.33** Selbe Patientin wie in ◘ Abb. 6.31, 3 Wochen nach der Erstuntersuchung. Weitere Zunahme der Myoklonien, keine verbale Kommunikation. EEG: Ableitung zur Mittelwertreferenz. Dominanz von Strecken amplitudenhoher Sharp-wave-Komplexe mit deutlicher frontotemporaler Betonung. Abstände regelmäßig (periodisch)

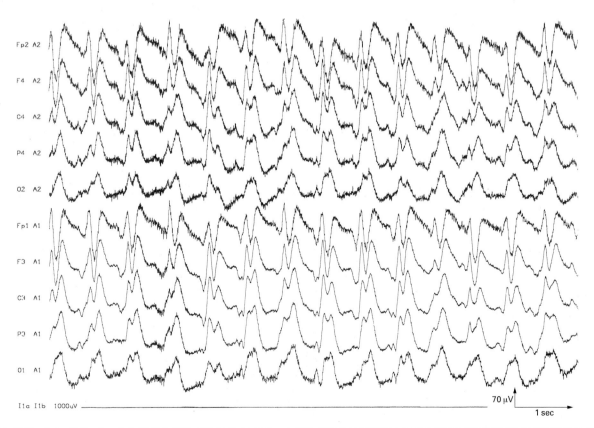

◘ **Abb. 6.34** Selbe Patientin wie in ◘ Abb. 6.31, gleiche Untersuchung. EEG: Referenzableitung zu den Ohren. Muskelpotenzialüberlagerung. Periodische Potenzialmuster (ca. 1/s)

▪▪ α-Koma nach Ponsblutung: „elektroklinische Diskrepanz"

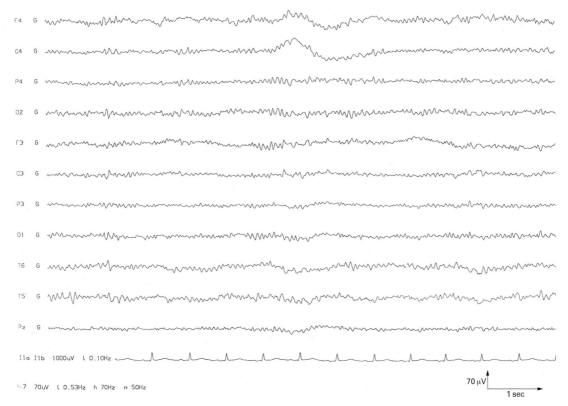

■ **Abb. 6.35**   55-jähriger Patient, 3 Tage nach Operation wegen pontomesenzephaler Blutung vor 5 Tagen. Komatös, bei starken Schmerzreizen ungezielte Abwehrbewegungen. EEG: Ableitung zur Mittelwertreferenz. Diffus verteilte, niedrige α-β-Mischaktivität, Dominanz der 11–12/s-Wellen

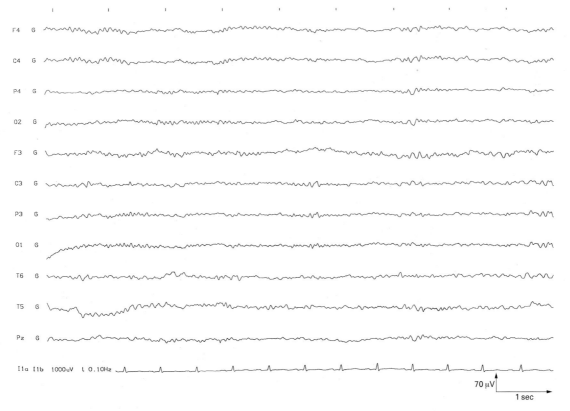

■ **Abb. 6.36**   Selber Patient wie in ■ Abb. 6.35, 19 Tage nach dem Insult. Weiter komatös, keine Schmerzabwehr. EEG: Ableitung zur Mittelwert-referenz. Diffus verteilte, niedrige α-β-ϑ-Mischaktivität

■ ■ **Mäßige diffuse Funktionsstörung bei apallischem Syndrom**

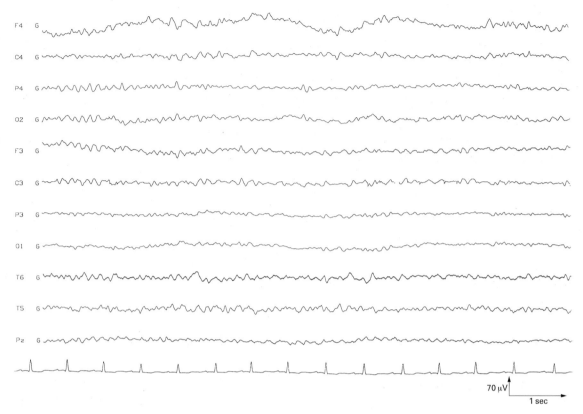

■ **Abb. 6.37**   Selber Patient wie in ■ Abb. 6.35, 32 Tage nach dem Insult. Coma vigile. EEG: Ableitung zur Mittelwertreferenz. Dominanz diffus verteilter, niedriger ϑ-Aktivität (meist 5–7/s-Wellen)

■ ■ **Keine neurophysiologische Reagibilität bei apallischem Syndrom**

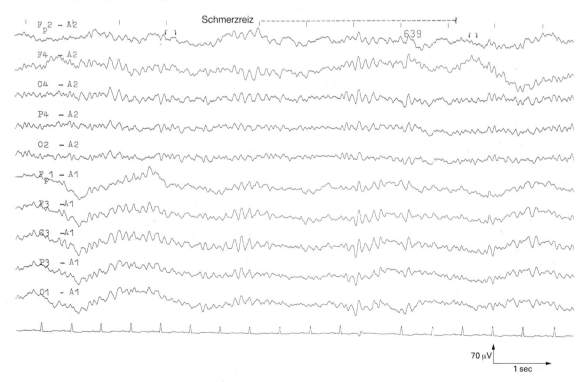

■ **Abb. 6.38**   Selber Patient wie in ■ Abb. 6.35, gleiche Untersuchung. EEG: Referenzableitung zu den Ohren. Fehlende Reagibilität bei Schmerzreizen

▪ ▪ Diffuse β-Aktivierung – drogeninduziert

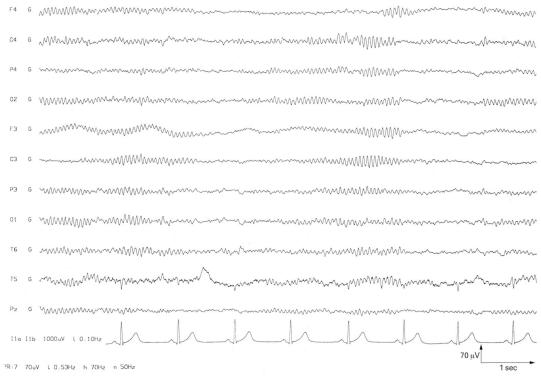

■ **Abb. 6.39** 26-jähriger Patient mit chronischem Mittelhirnsyndrom und Verdacht auf Enzephalitis. Diazepam-Dauermedikation, vor der Untersuchung zusätzlich Midazolam. EEG: Schaltung zur Mittelwertreferenz. Über allen Ableitungsbereichen dominierende β-Aktivität (meist 15/s) mit Spindelbildung. Artefakt über T5 und F3

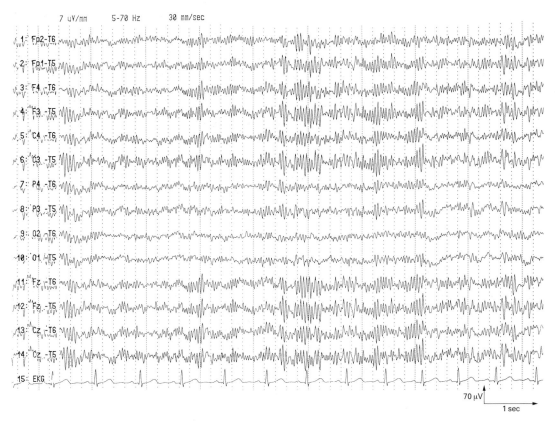

■ **Abb. 6.40** 20-jährige Patientin, Diazepam-Intoxikation am Vortag mit Somnolenz, jetzt bewusstseinsklar. EEG: Referenzableitung zur hinteren Temporalelektrode. Stark ausgeprägte, vorn betonte β-Aktivität (meist 20/s) über allen Ableitungsbereichen mit Spindelbildungen

■ ■ **Verlauf der drogeninduzierten β-Aktivierung**

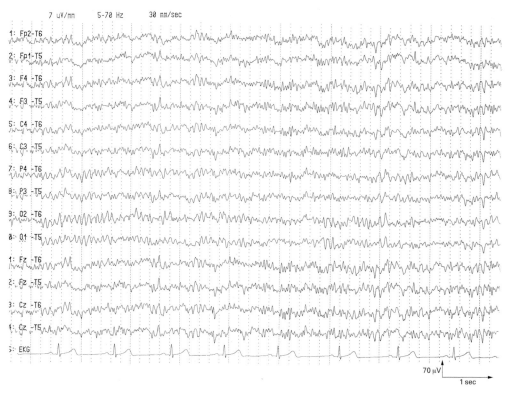

■ **Abb. 6.41** Selbe Patientin wie in ■ Abb. 6.40, Untersuchung 4 Tage später, 5 Tage nach der Intoxikation. Keine neurologischen Auffälligkeiten. EEG: Referenzableitung zur hinteren Temporalelektrode. Deutlich verminderte, jetzt langsamere β-Wellen bei mäßig ausgeprägter α-Aktivität

■ ■ **„Burst suppression" (drogeninduziert) bei Pneumokokkenmeningitis**

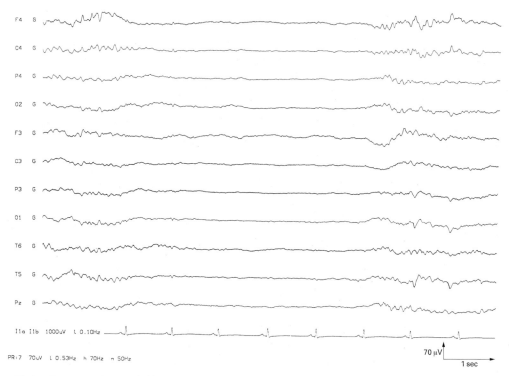

■ **Abb. 6.42** 39-jähriger Patient mit Pneumokokkenmeningitis. Komatös, keine sichere Beantwortung von akustischen und Schmerzreizen. Hochdosierte Dormicum-Fentanyl-Medikation. EEG: Ableitung zur Mittelwertreferenz. Amplitudenniedrigere Gruppierungen aus einem Gemisch von 4–18/s-Wellen (Vorherrschen von α-Frequenzen) werden durch potenzialarme Strecken von 2–5 s Dauer unterbrochen. Vorwiegend drogeninduziertes Burst-suppression-Muster

■■ EEG-Verlauf bei Pneumokokkenmeningitis

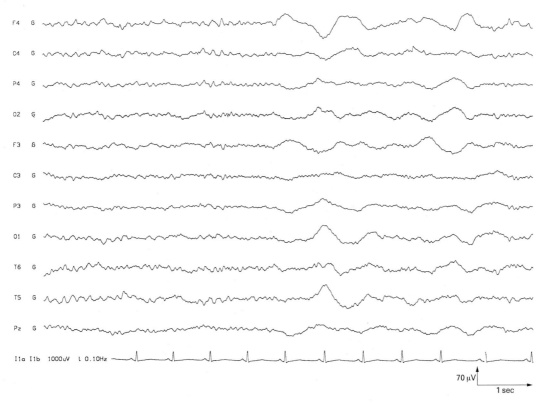

◨ **Abb. 6.43**   Selber Patient wie in ◨ Abb. 6.42, 2 Tage später. Soporös, Meningismus. Sedierung deutlich reduziert. EEG: Ableitung zur Mittelwertreferenz. Strecken mit dominierender α-ϑ-Aktivität (meist 7/s-Wellen) werden von δ-Wellengruppierungen unterbrochen (Vigilanzwechsel im Sopor!). Suppressionsphasen sind nicht nachweisbar

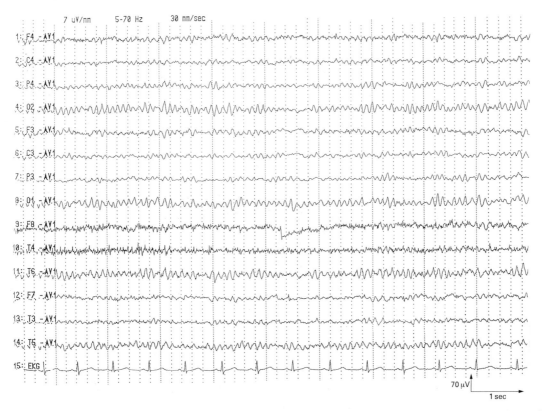

◨ **Abb. 6.44**   Selber Patient wie in ◨ Abb. 6.42, 17 Tage nach der Erstuntersuchung. Wach, orientiert. EEG: Ableitung zur Mittelwertreferenz. Dominierende α-Grundaktivität (meist 9–10/s-Wellen). Muskelpotenzialüberlagerung F8 und T4. Normales Hirnstrombild

■ ■ Seltenere EEG-Muster im Koma

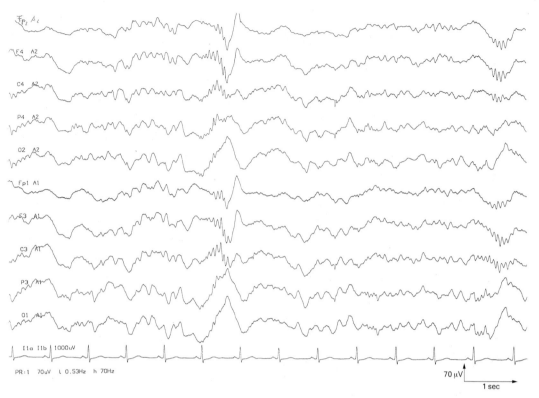

■ **Abb. 6.45**   60-jährige Patientin, Ponsgliom nach Bestrahlung. Zustand nach Aspiration und Reanimation vor 7 Tagen. Komatös, rechtsseitige Myoklonien. Seit Tagen ohne Sedierung. EEG: Referenzableitung zu den Ohren. Frequenzinstabile ϑ-δ-Mischaktivität, aus der sich intermittierend hohe δ-Wellen mit superponierten meist 15/s-Wellen abheben (modifizierte K-Komplexe?)

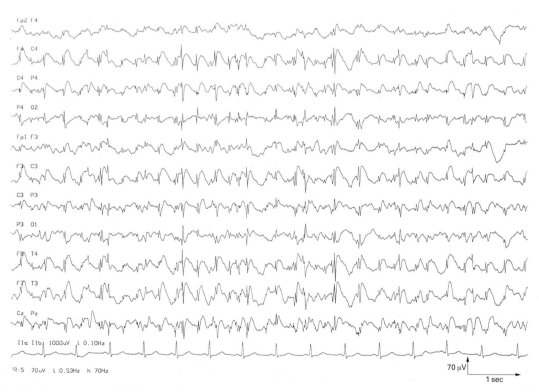

■ **Abb. 6.46**   Selbe Patientin wie in ■ Abb. 6.45, 5 Tage später. Komatös, Reaktion bei Reizen, rechtsseitige Myoklonien. Phenytoin-Valproat-Medikation. EEG: Längsreihenschaltung. Kontinuierliche, repetitive, bilateral synchrone Spitzenpotenzialaktivität („spikes", Spike-and-wave-Komplexe) während des gesamten Untersuchungszeitraums mit zentroparietotemporaler Betonung. Abstände unregelmäßig, keine feste zeitliche Beziehung zu den Myoklonien

EEG bei Epilepsien

© Springer-Verlag GmbH Deutschland, ein Teil von Springer Nature 2018
H. Kursawe, *Übungsbuch Klinisches EEG*
https://doi.org/10.1007/978-3-662-56756-2_7

7

▪▪ Polyspike-wave-Komplexe (PSW) bei juveniler myoklonischer Epilepsie (JME)

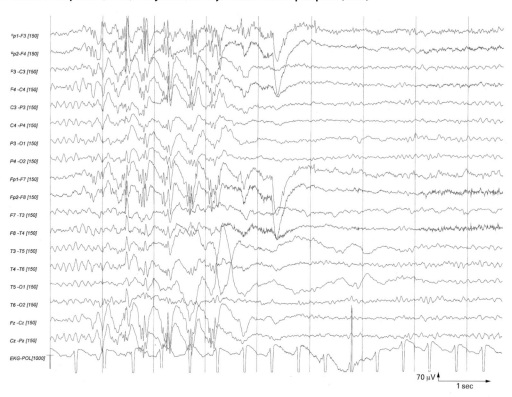

◨ **Abb. 7.1**   41-jähriger Patient mit juveniler myoklonischer Epilepsie. EEG: Bipolare Langreihe. Anfangs 8/s-Rhythmus der Ermüdung, dann PSW-Komplexe (2–3/s) mit nachfolgendem Lidschlagartefakt sowie mit anschließendem Aufbau des Grundrhythmus (11/s). Wackelartefakt T5 und T3. Empfindlichkeit verringert auf 150 µV/cm, um die spannungshohen „polyspikes" erkennbar zu machen

▪▪ „Polyspikes" bei juveniler myoklonischer Epilepsie

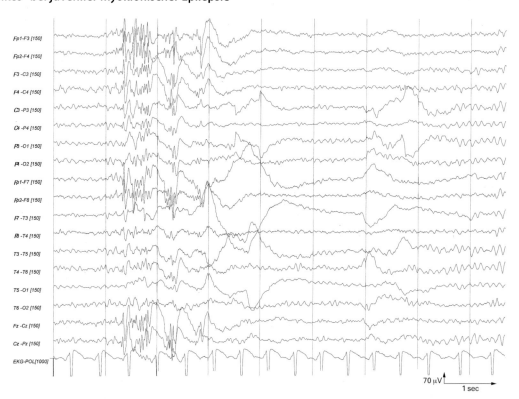

◨ **Abb. 7.2**   Selber Patient wie in ◨ Abb. 7.1. EEG: Anfangs flacher α-ϑ-Rhythmus der Ermüdung, dann frontal betonte „polyspikes" und PSW-Ausbrüche. Wackelartefakte P3 und in der temporalen Reihe links. Schaltung und Empfindlichkeit wie in ◨ Abb. 7.1

▪▪ Spike-wave-(SW-)Komplexe bei JME

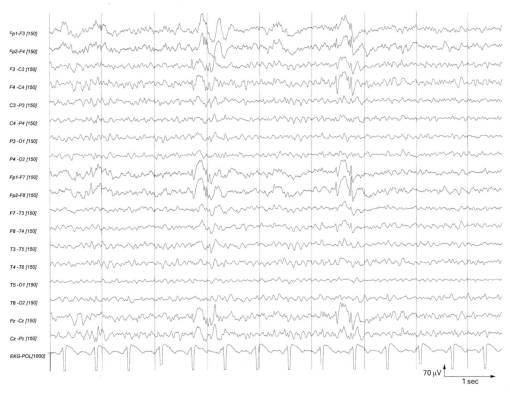

◼ **Abb. 7.3**   Selber Patient wie in ◼ Abb. 7.1. EEG: Nach 0,5 mg Clonazepam Aufbau eines α-Grundrhythmus (9/s). Zweimalig bifrontale, bilateral synchrone Spike-wave-Komplexe als Restbefund. Schaltung und Empfindlichkeit wie in ◼ Abb. 7.1

▪▪ Generalisiertes SW-Muster unter Hyperventilation

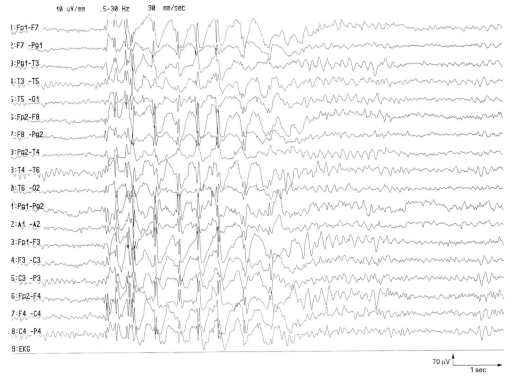

◼ **Abb. 7.4**   15-jähriger Patient mit juveniler myoklonischer Epilepsie. EEG nach 24-stündigem Schlafentzug in erweiterter temporaler Längsreihe (T1 und T2 hier als Pg1 und Pg2): Nach 30 s Hyperventilation Ausbruch von generalisierten „spikes", gefolgt von frontal betontem SW-Muster über 3 s und endend mit einer Verlangsamung des Grundrhythmus (6–7/s) sowie Abflachung

7

▪▪ Generalisiertes SW-Muster unter Fotostimulation

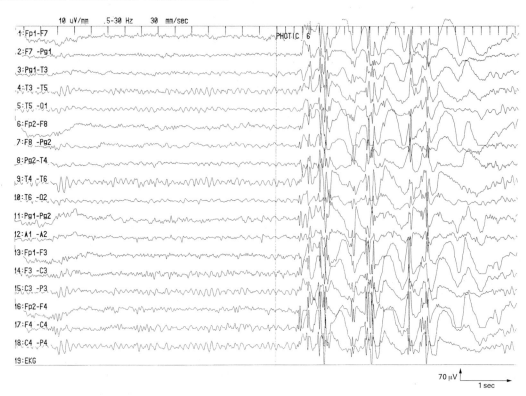

◘ Abb. 7.5   Selber Patient wie in ◘ Abb. 7.4. Temporale Längsreihe mit T1 und T2 (hier als Pg1 und Pg2). Provokation von generalisierten PSW durch Fotostimulation mit 6 Hz

▪▪ Generalisiertes SW-Muster nach Schlafentzug, Hyperventilation und Fotostimulation

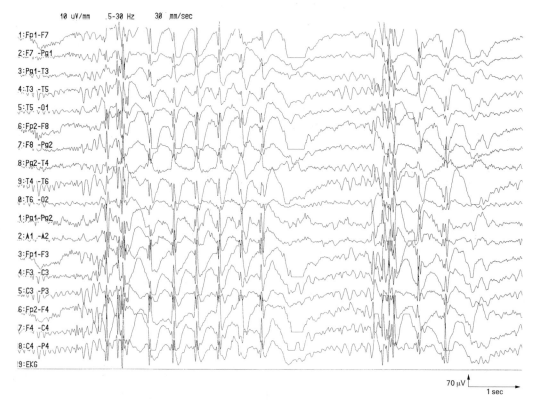

◘ Abb. 7.6   Selber Patient wie in ◘ Abb. 7.4. EEG in erweiterter temporaler Längsreihe (T1 und T2 hier als Pg1 und Pg2): Nach Provokation PSW- und SW-Muster ohne Rückkehr des Grundrhythmus. Unmittelbar danach Grand-mal-Anfall

■ ■ **Generalisierte Polyspike-wave-Muster bei myoklonischem Anfall**

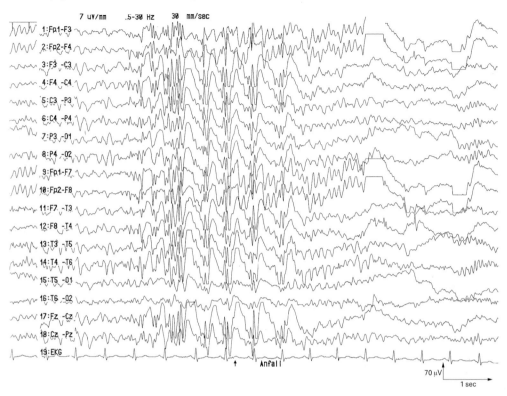

■ **Abb. 7.7**   31-jährige Patientin mit frühkindlichem Hirnschaden und Lennox-Gastaut-Syndrom. EEG: Aus dem Schlafstadium 1 heraus generalisierte PSW-Muster als Korrelat von generalisierten Myoklonien

■ ■ **3/s-SW-Muster bei generalisierter idiopathischer Epilepsie**

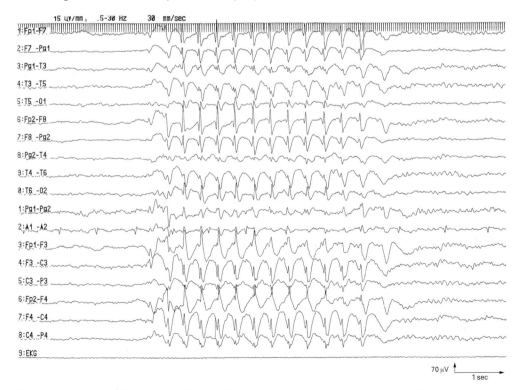

■ **Abb. 7.8**   18-jährige Patientin nach 2 Grand-mal-Anfällen. 1800 mg Valproat, Blutkonzentration 71 mg/l. EEG nach 24-stündigem Schlafentzug mit T1 und T2 (hier als Pg1 und Pg2): Unter Fotostimulation mit 24 Hz für 4 s anhaltendes 3/s-SW-Muster mit frontaler Betonung. Klinisch Absence. EKG-Artefakt A1–A2 (EKG-Kanal fehlt)

7

■ ■ **Status non convulsivus mit generalisierter SW- und PSW-Aktivität**

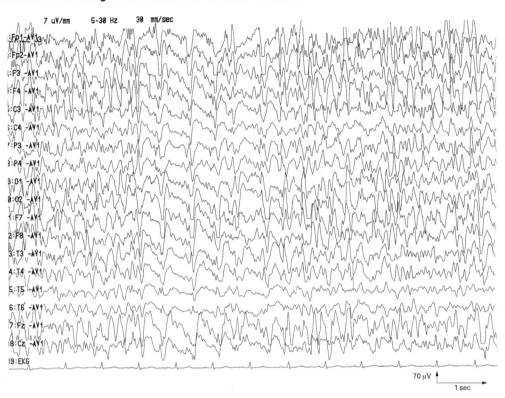

◘ Abb. 7.9   41-jährige Patientin mit generalisierter idiopathischer Epilepsie. Aktuell Verlangsamung und Desorientiertheit. EEG: Kontinuierliche generalisierte polymorphe SW- und PSW-Aktivität zum Ausklang eines Absence-Status

■ ■ **K-Komplex mit „spikes" bei generalisierter idiopathischer Epilepsie**

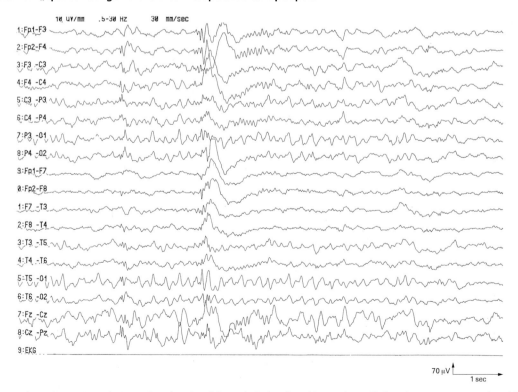

◘ Abb. 7.10   12-jährige Patientin nach einem Grand-mal-Anfall, wiederholt Lidmyoklonien beim Blick in die Sonne. EEG: In der Bildmitte typischer K-Komplex mit 14/s-Spindel, davor steile Welle mit vorgelagerten „spikes". POSTS (positive okzipitale scharfe Transienten im Schlaf), Schlafstadium 2

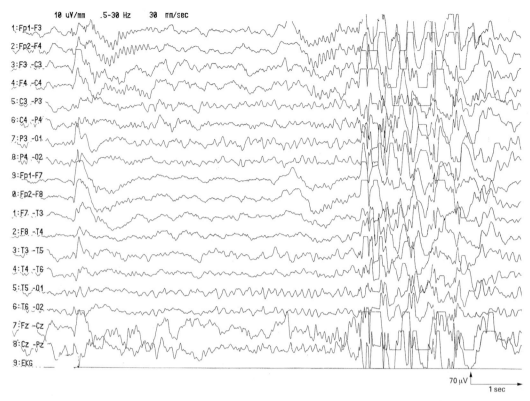

◘ Abb. 7.11 Selbe Patientin wie in ◘ Abb. 7.10. EEG nach Schlafentzug: Im Schlafstadium 2 zuerst K-Komplex mit „spike", dann generalisierter polymorpher SW-Paroxysmus ohne klinische Anfallszeichen

▪ ▪ Sharp-wave-Fokus in verschiedenen Montagen

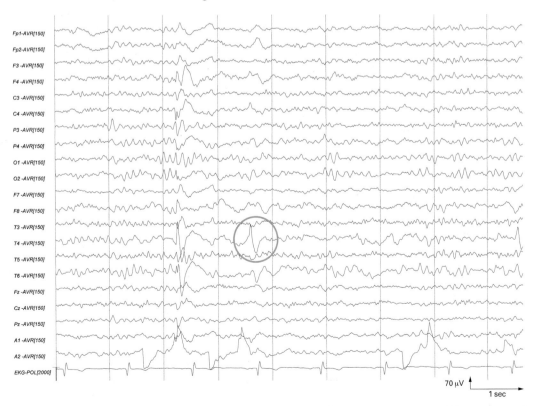

◘ Abb. 7.12 71-jährige Patientin mit fokaler Epilepsie nach Operation eines Keilbeinflügelmeningeoms. EEG in Ableitung gegen die Mittelwertreferenz: „Sharp waves" und ϑ-δ-Herd rechts temporal mit Ausdehnung über die Hemisphäre. Maximum der epilepsietypischen Potenziale bei T4, erkennbar an der höchsten Amplitude in der Referenzableitung. A2-Elektrodenartefakt

7

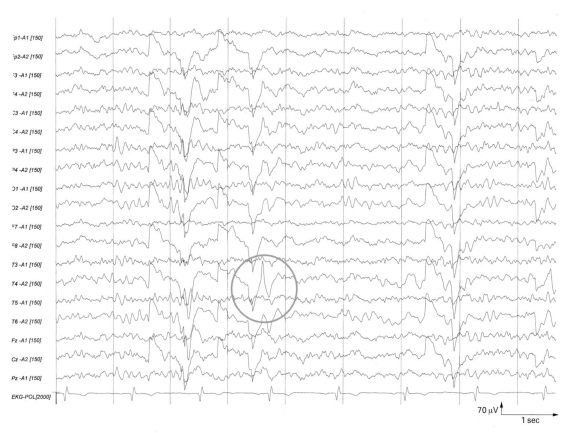

■ **Abb. 7.13**   Selbe Patientin wie in ■ Abb. 7.12. EEG in Ableitung gegen die Ohrreferenz. Maximum der „sharp wave" bei T4. Überlagerung durch Wackelartefakt

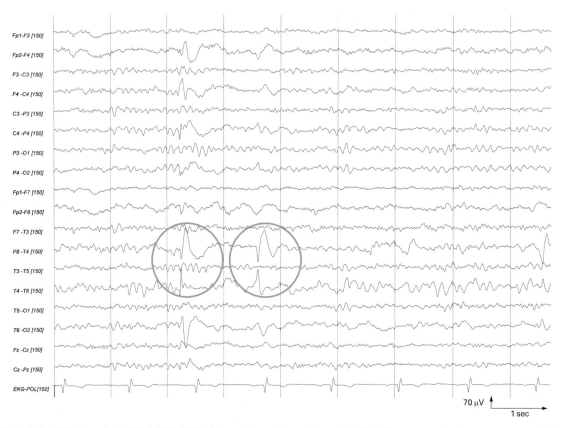

■ **Abb. 7.14**   Selbe Patientin wie in ■ Abb. 7.12. EEG in Längsreihenschaltung (zentrale Reihe): „Sharp waves" rechts zentrotemporal. Maximum an der Phasenumkehr bei T4 (enge Phase). Ausdehnung bis F4, C4 und T6

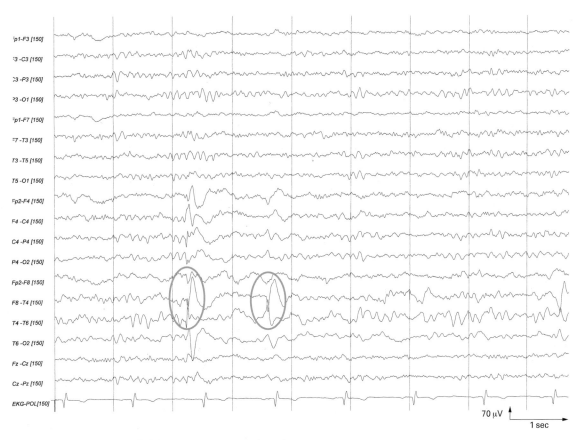

Abb. 7.15   Selbe Patientin wie in ☑ Abb. 7.12. EEG in Längsreihenschaltung (temporale Reihe): Enge Phasenumkehr bei T4

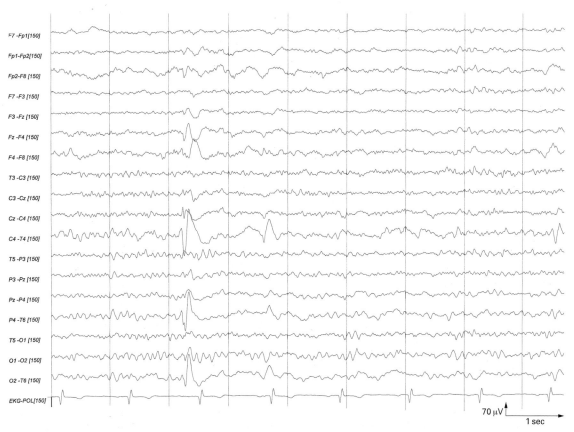

Abb. 7.16   Selbe Patientin wie in ☑ Abb. 7.12. EEG in Querreihenschaltung: Ausbreitung der „sharp wave" bis Fp2 erkennbar

7

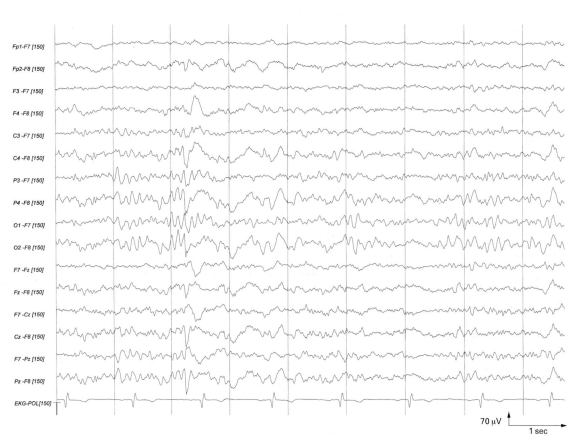

◘ Abb. 7.17   Selbe Patientin wie in ◘ Abb. 7.12. EEG in Ableitung gegen die temporoanteriore Referenz: „Sharp waves" nicht so deutlich wie in den Ableitungen zu den mittleren und posterioren Referenzen (◘ Abb. 7.18 und ◘ Abb. 7.19), δ-Aktivität bei F8

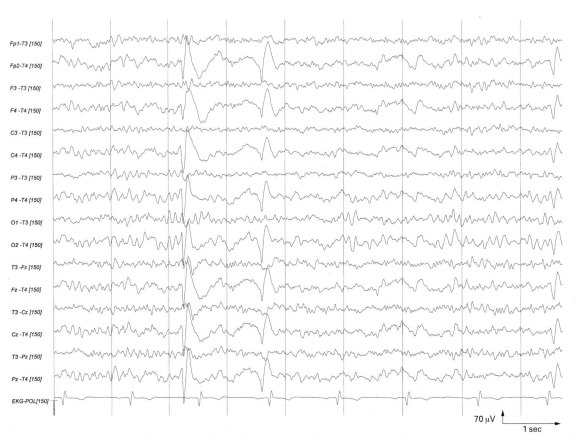

◘ Abb. 7.18   Selbe Patientin wie in ◘ Abb. 7.12. EEG in Ableitung gegen die mittlere temporale Referenz: Triphasische „sharp waves" T4

Periodische lateralisierte Komplexe („periodic lateralised epileptiform discharges", PLED) bei Status fokaler Anfälle

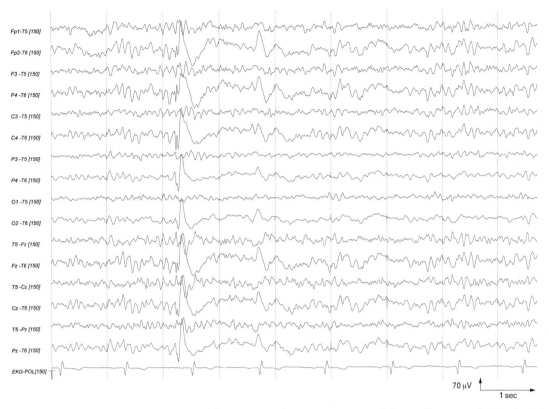

Abb. 7.19   Selbe Patientin wie in ▣ Abb. 7.12. EEG in Ableitung gegen die temporoposteriore Referenz: „Sharp waves" wie in der Referenz zu T4 (▣ Abb. 7.18), durch vorgelagerte „spikes" modifiziert

▪ ▪ Periodische lateralisierte Komplexe („periodic lateralised epileptiform discharges", PLED) bei Status fokaler Anfälle

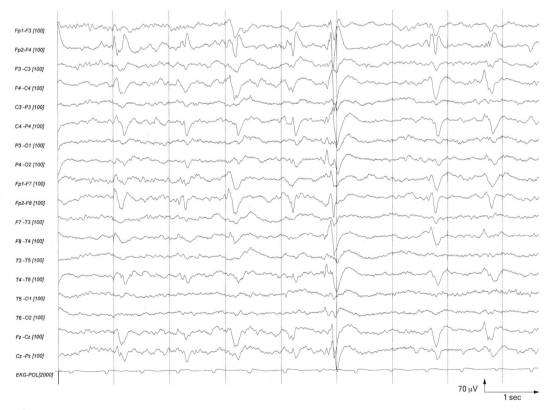

Abb. 7.20   82-jähriger Patient nach Mediainsult rechts bei Multiinfarktsyndrom. Klinisch Status myoklonischer Anfälle der linken Körperseite. EEG: PLED rechtshemisphäriell mit frontotemporalem Maximum (ca. 1/s). Kurze Unterbrechung und Abflachung rechts der Bildmitte

7

▪▪ Pseudorhythmische steile Wellen

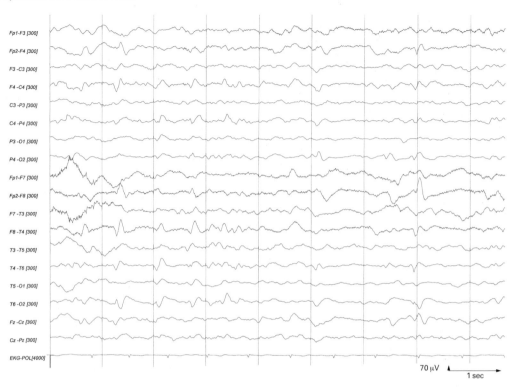

■ **Abb. 7.21**   75-jährige Patientin mit rechtshemisphäriellem Glioblastom und kurzer Bewusstseinsstörung, vermutlich komplex fokaler Anfall. EEG: Dominanz von flacher ϑ-δ-Aktivität entsprechend einer schweren diffusen Funktionsstörung. Rechts zentrotemporal mit angedeuteter Phasen-umkehr über T6 steile ϑ-Wellen

▪▪ „Sharp waves" bei fokaler symptomatischer Epilepsie

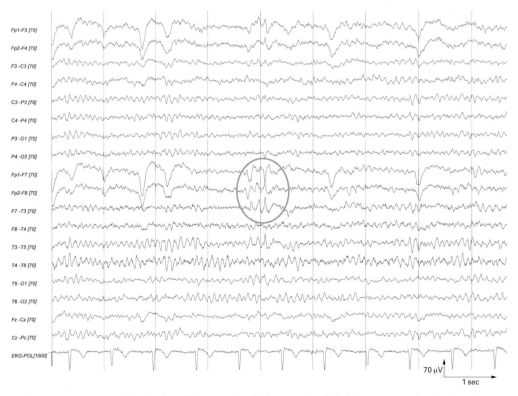

■ **Abb. 7.22**   74-jähriger Patient mit Myoklonien der rechten Hand nach altem Mediainfarkt links. EEG: Einzelne biphasische „sharp waves" links temporal mit Phasenumkehr F7, von Lidartefakten der Umgebung schwer differenzierbar

■■ Periodisch lateralisierte Komplexe (PLED) nach trepaniertem Subduralhämatom rechts parietal

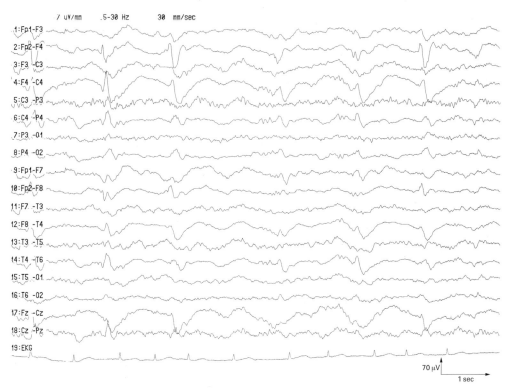

■ Abb. 7.23   78-jährige Patientin mit Status myoclonicus der linken Körperseite. EEG: Periodisch lateralisierte Komplexe rechtsseitig mit Maximum über F4 (Phasenumkehr) und Ausdehnung zur Gegenseite. Linksseitig β-Aktivität als Medikamenteneffekt durch 1 mg Clonazepam 5 min zuvor. Rechts okzipital Abflachung

■■ „Sharp waves" im Schlaf

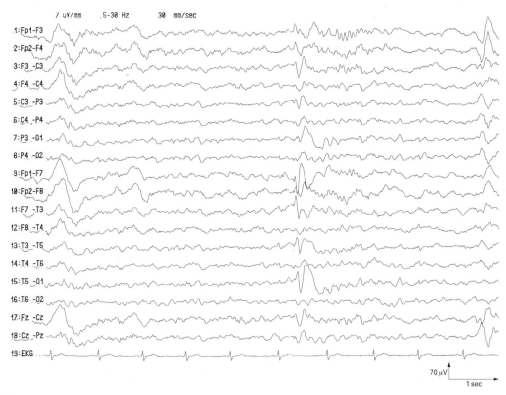

■ Abb. 7.24   20-jähriger Patient mit Verdacht auf nächtliche komplex-fokale Anfälle 2 Jahre nach linkshemisphärieller Blutung. EEG nach Schlaf-entzug: Schlafstadium 2 mit K-Komplex links im Bild sowie „sharp wave" links temporal in der Bildmitte

■ ■ Rolando „sharp waves"

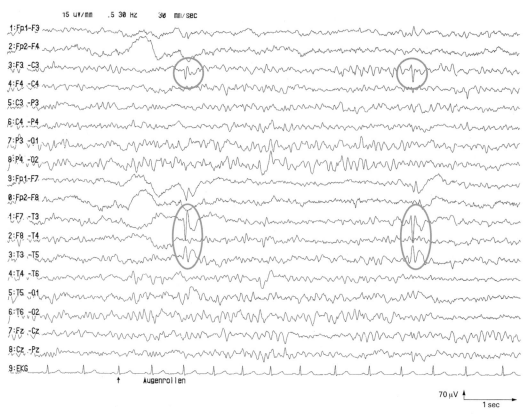

❏ Abb. 7.25   11-jährige Patientin mit fokalen Anfällen, geprägt durch orale Automatismen und Extremitätenmyoklonien. Nachlassen der Schul-leistungen. MRT ohne Befund. EEG: Altersgerecht entwickelt. Zweimal links zentrale „sharp waves" und temporale „sharp slow waves"

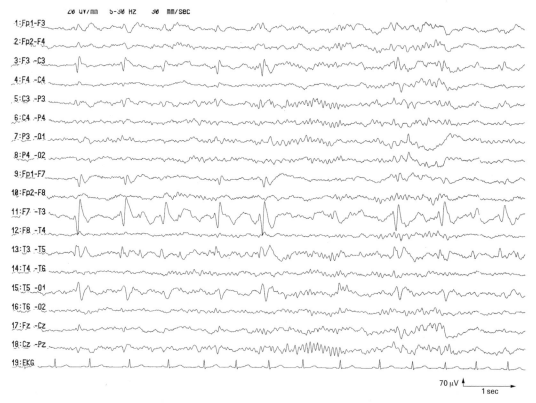

❏ Abb. 7.26   Selbe Patientin wie in ❏ Abb. 7.25. EEG im Schlafstadium 1: Pseudorhythmische zentrotemporale „sharp waves" links durch Vigilanz-minderung provoziert

▪▪ Benigne Epilepsie des Kindesalters mit okzipitalem Paroxysmus

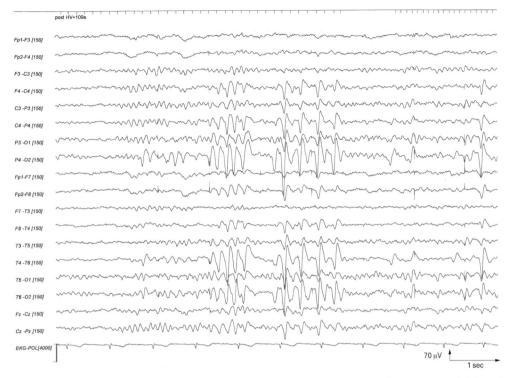

◘ **Abb. 7.27**   15-jähriger Patient nach 4-maligen nächtlichen amaurotischen Anfällen, zuletzt vor 4 Jahren ein vermutlich komplex-fokaler Anfall. EEG: unter Fotostimulation mit 6 Hz hochamplitudige (mehr als 150 µV) „sharp waves" parietookzipital und temporoposterior rechts sowie andeutungsweise auch links. Davor fokale Verlangsamung rechts. α-Rhythmus (10/s)

▪▪ Interiktuale „spikes" bei nächtlicher Frontallappenepilepsie

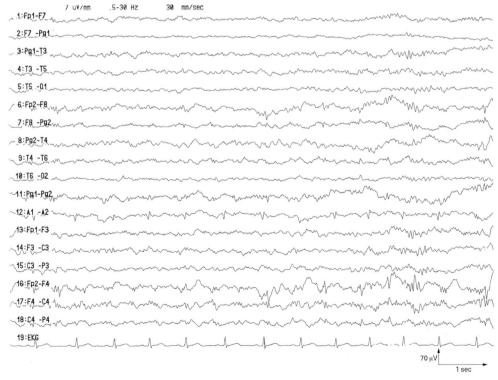

◘ **Abb. 7.28**   15-jährige Patientin mit vorrangig nächtlichen komplex-fokalen Anfällen seit dem 8. Lebensjahr. Diagnose: Nächtliche familiäre Frontallappenepilepsie. EEG im Kurzschlaf mit T1 und T2 (hier als Pg1 und Pg2): Rechtsfrontale interiktuale „spikes" mit Maximum bei F4. EKG-Artefakte (A1–A2). Schlafstadium 1

7

▪▪ Iktuales frontales β-Muster bei nächtlicher Frontallappenepilepsie

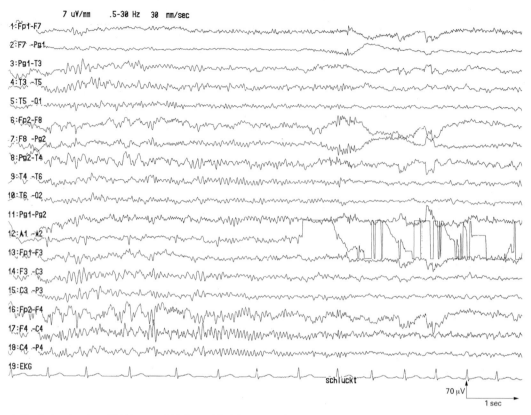

🔲 **Abb. 7.29**   Selbe Patientin wie in 🔲 Abb. 7.28. EEG: Wie in 🔲 Abb. 7.28. Anfangs interiktuale „spikes" F4, dann rechts frontal dominierendes 15/s-Muster zu Anfallsbeginn, schließlich Artefakte durch Armhebung links

▪▪ Subklinisches ϑ-Muster bei nächtlicher Frontallappenepilepsie

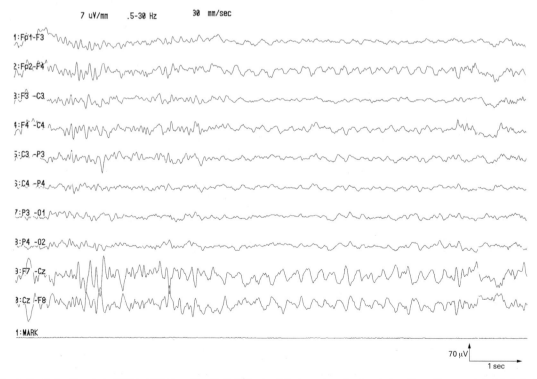

🔲 **Abb. 7.30**   Selbe Patientin wie in 🔲 Abb. 7.28. Kognitive Defizite in der Schule nach antiepileptischer Einstellung und Anfallsfreiheit. Nacht-ableitung: Rechts frontales 4/s-Muster mit Ausbreitung nach Cz. Schlafstadium 1, keine klinischen Anfallszeichen

■■ Subklinische „sharp waves" bei nächtlicher Frontallappenepilepsie

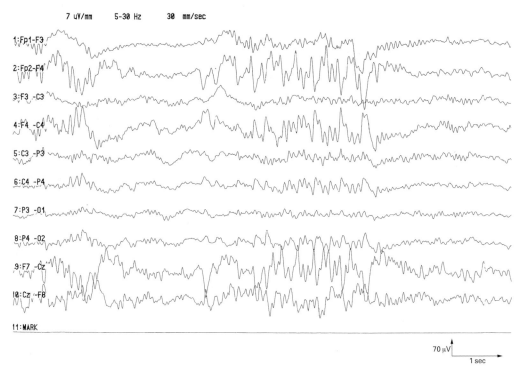

7 uV/mm   5–30 Hz   30 mm/sec

□ Abb. 7.31   Selbe Patientin wie in **□** Abb. 7.28. Kognitive Defizite in der Schule nach antiepileptischer Einstellung und Anfallsfreiheit. Nacht-
ableitung: Rechts frontal Ausbrüche von „sharp waves" mit Phasenumkehr bei F4 und Ausbreitung nach Cz. Schlafstadium 1. Nach Nachtableitung
Korrektur der antiepileptischen Medikation

■■ Subklinisches ϑ-Muster nach fokalem Status epilepticus

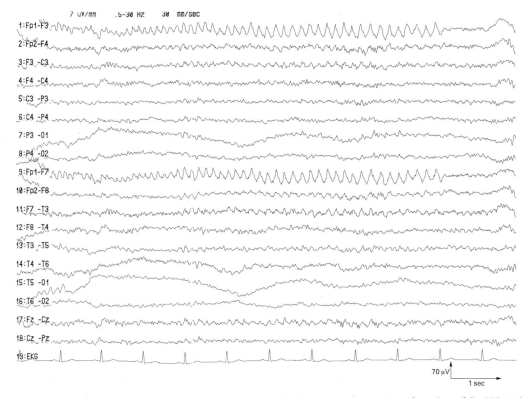

7 uV/mm   .5–30 Hz   30 mm/sec

□ Abb. 7.32   23-jähriger Patient mit linksfrontalem Defekt nach intrakranieller Blutung. Am Vortag Status frontaler Anfälle. EEG: In der Ermüdung
links frontopolar beginnendes 9/s-Muster, das in ein 7/s- und 6/s-Muster übergeht, sich nach frontal und zur Gegenseite ausdehnt und nach 6 s
plötzlich endet (Evolution eines subklinischen Anfallsmusters)

7

▪▪ Spitzenfokus bei Herpes-simplex-Enzephalitis (HSE)

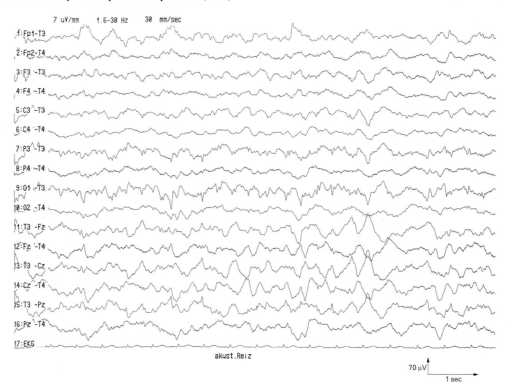

▢ Abb. 7.33   30-jähriger Alkoholiker unmittelbar nach fokalem Status epilepticus mit rechtsseitigen Myoklonien, Koma. EEG in Ableitung gegen die mittlere temporale Referenz: ϑ-δ-Dominanz, mäßige bis schwere diffuse Funktionsstörung. Links parietookzipital schnellere Aktivität mit einzelnen „spikes" und „sharp waves"

▪▪ Rhythmische δ-Aktivität bei HSE

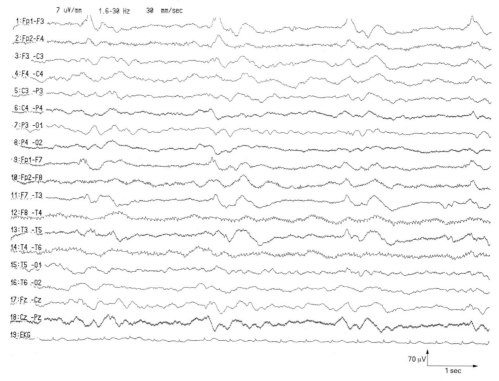

▢ Abb. 7.34   Selber Patient wie in ▢ Abb. 7.33, zweiter Tag. Weiterhin Koma, beginnende Hypodensitäten links temporal im CT. EEG auf der Intensivstation: Rhythmische, links frontopolar und sich nach temporal ausdehnende δ-Aktivität (1–2/s) im Abstand von ca. 2,5 s. Schwere diffuse Funktionsstörung. T4-Artefakt („single motor unit"). Patient verstarb im Koma

▪▪ Status komplex-fokaler Anfälle bei HSE

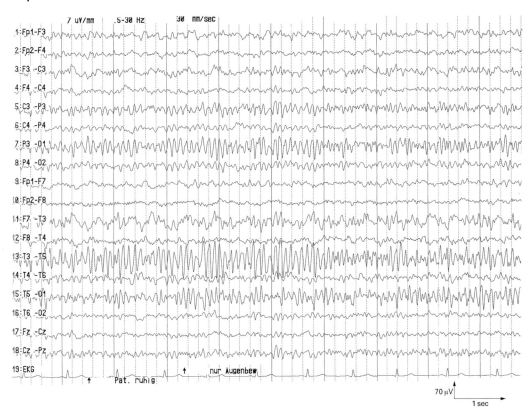

◨ **Abb. 7.35** 37-jährige Patientin mit HSE. Initialer Status epilepticus mit Lidmyoklonien, Bulbusbewegungen, Aphasie und kognitiver Einschränkung. EEG: α-Aktivierung links parietookzipitotemporal (9/s-Muster) mit einzelnen temporalen „sharp waves". Leichte diffuse Funktionsstörung

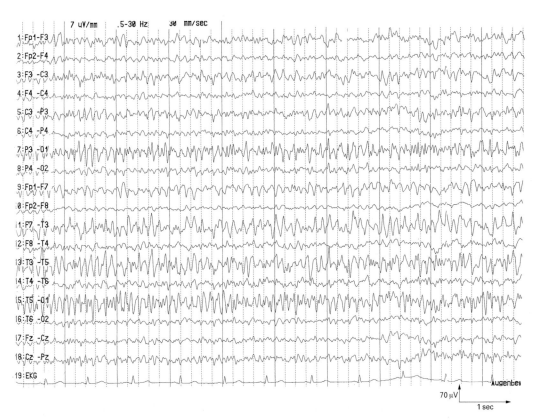

◨ **Abb. 7.36** Selbe Patientin wie in ◨ Abb. 7.35, 10 s später. Ausbreitung der Myoklonien auf die rechte Gesichtshälfte. EEG: Kontinuierliche epilepsietypische Potenziale links okzipitotemporal (meist biphasische „sharp waves")

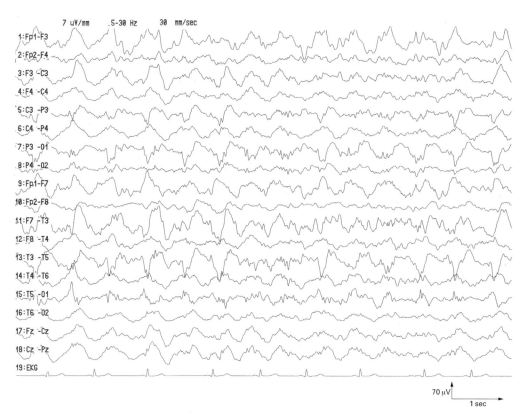

◘ Abb. 7.37   Selbe Patientin wie in ◘ Abb. 7.35, 1 min später. Ausbreitung der Myoklonien auf die rechte Körperhälfte. EEG: Links hemisphäriell δ-Gruppen (1–2/s) mit „sharp waves". Ausdehnung zur Gegenseite

▪▪ Interiktuale epilepsietypische Potenziale bei HSE

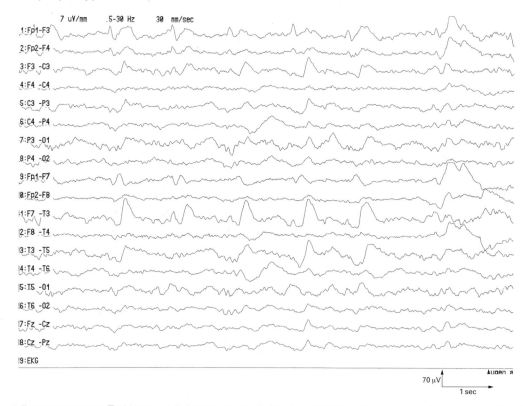

◘ Abb. 7.38   Selbe Patientin wie in ◘ Abb. 7.35, nach 2 Tagen im enzephalitischen Vollbild mit Bewusstseinstrübung, rechtsseitiger Hemiparese und globaler Aphasie. Interiktuales EEG: Typische periodisch lateralisierte Komplexe links frontotemporal. Allgemeine Verlangsamung, überlagerte β-Aktivität als Clonazepam-Effekt. Patientin überlebte mit fokalen Läsionen und war selbstständig

▪▪ Postiktuales ϑ-δ-Muster

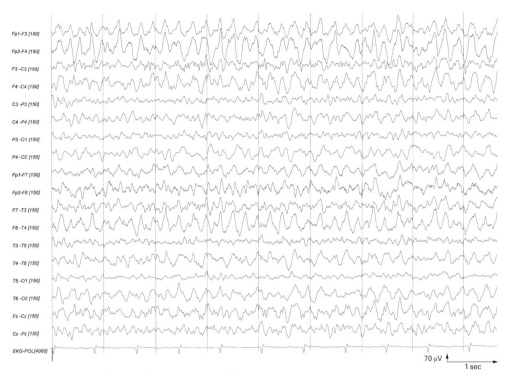

◻ Abb. 7.39   74-jähriger Patient nach Status komplex-fokaler Anfälle, Zustand nach Mediainfarkt rechts. EEG: Rechts frontotemporales 3–4/s-Muster, teilweise steile Wellen mit Ausdehnung nach frontopolar zur Gegenseite. Postiktuale Restitution des Grundrhythmus links okzipital, noch leichte diffuse Funktionsstörung

▪▪ Iktuales Muster bei fokalem Anfall

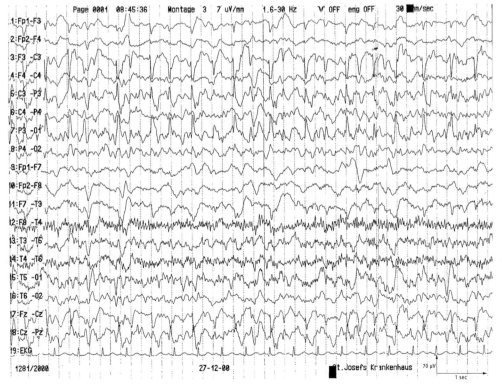

◻ Abb. 7.40   Myoklonischer Status durch Marklagerblutung links vor 2 Monaten aufgrund einer Herpes-simplex-Enzephalitis. EEG: Quasi rhythmische „sharp waves" links zentroparietal (2/s) als typisches ETP-Muster. Enge Phasenumkehr C3. Rechtsseitig α-ϑ-Mischaktivität. Leichte diffuse Funktionsstörung

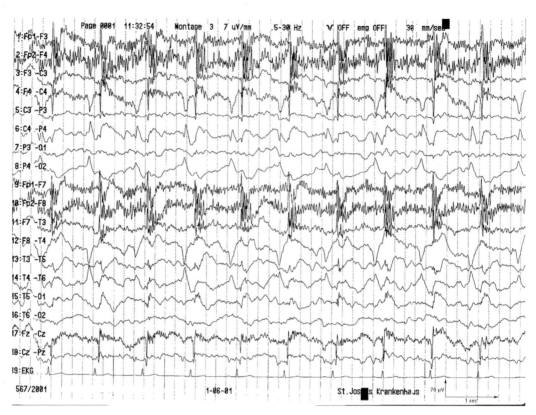

Abb. 7.41   86-jährige Patientin mit maligner Raumforderung rechts parietal und Myoklonien der linken Gesichtshälfte. EEG: Rhythmische „sharp waves" (1/s) rechts hemisphäriell mit Phasenumkehr C4 und T4, Muskelartefakte frontopolar und temporoanterior durch Myoklonien. Linksseitig mäßige kontinuierliche Verlangsamung

■ ■ Nonkonvulsiver Status epilepticus

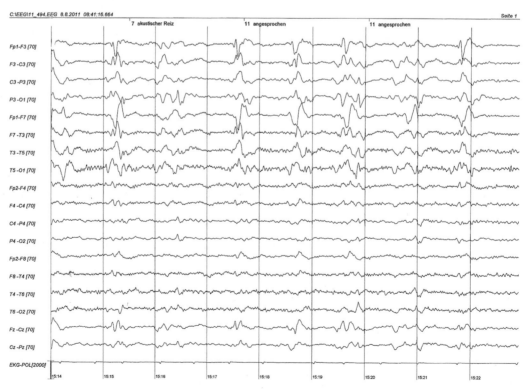

Abb. 7.42   78-jährige Patientin mit bekannter symptomatischer Epilepsie. Aktuell kognitive Störung ohne Kontaktaufnahme bei offenen Augen. EEG in temporaler Längsreihe: Linkshemisphäriell PLED (ca.1/s) ohne Unterbrechung durch äußere Reize. Rechts kein Grundrhythmus, α-ϑ-Dominanz, Ausbreitung der PLED frontozentral auch zur Gegenseite. Insofern schwere diffuse Funktionsstörung

Nonkonvulsiver Status epilepticus

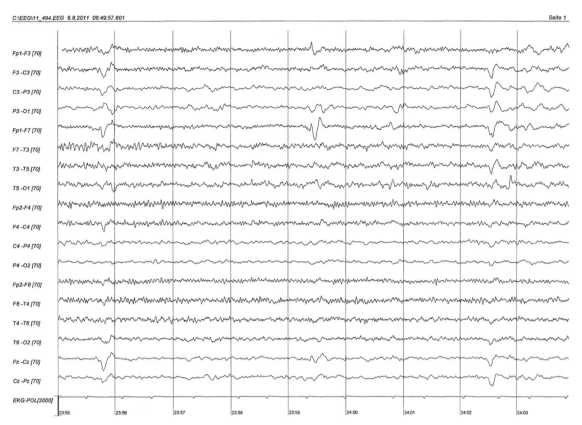

◘ Abb. 7.43   Selbe Patientin wie in ◘ Abb. 7.42. EEG in temporaler Längsreihe unter 0,5 mg Clonazepam: Linkshemisphäriell PLED mit Unterbrechung der Periodik. Rechts α-ϑ-Dominanz. Insgesamt Funktionsverbesserung. Frontale β-Aktivierung als Clonazepam-Effekt

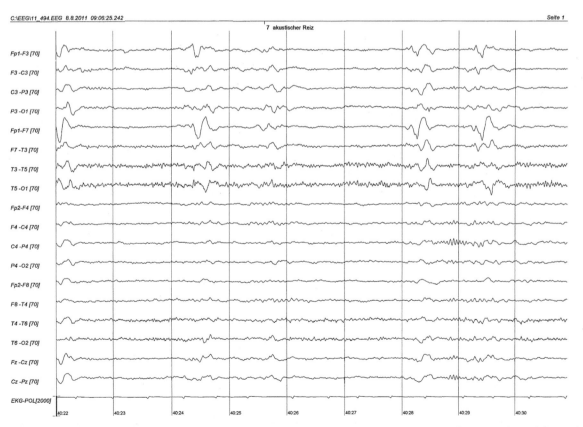

◘ Abb. 7.44   Selbe Patientin wie in ◘ Abb. 7.42 unter Kurzinfusion mit 1000 mg Levetiracetam. EEG in temporaler Längsreihe: Linkshemisphäriell PLED nur noch quasi periodisch und unterbrochen durch akustischen Reiz. Rechts ϑ-Dominanz, T5-Artefakt

7

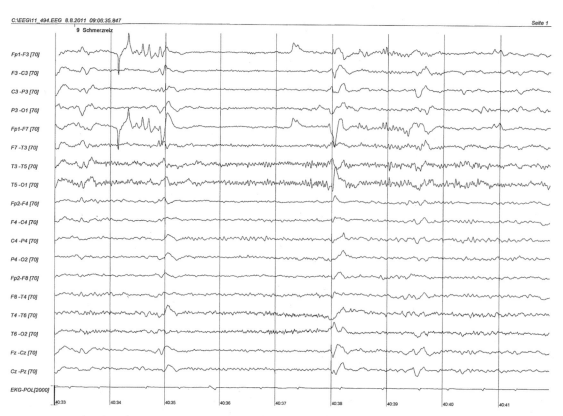

◨ Abb. 7.45   Selbe Patientin wie in ◨ Abb. 7.42   unter Kurzinfusion mit 1000 mg Levetiracetam. EEG in temporaler Längsreihe: Links- und rechtshemisphäriell vereinzelt PLED, nur noch quasi periodisch und unterbrochen durch Schmerzreiz. Links temporale „sharp wave" mit weiter Phasenumkehr. Rechts flache α-β-ϑ-Mischaktivität. T5-Artefakt, Fp1-Elektrodenartefakt

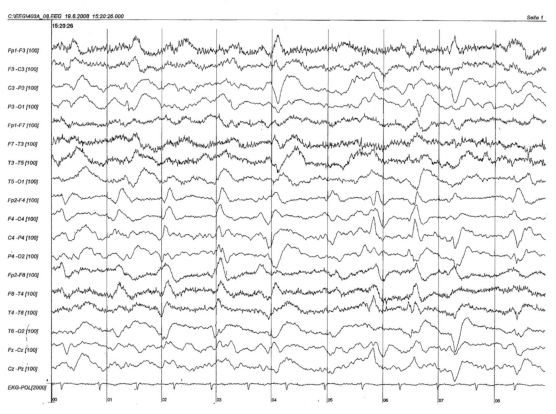

◨ Abb. 7.46   87-jährige Patientin nach plötzlichem Bewusstseinsverlust und generalisierten Myoklonien im Pflegeheim. Bekannte fokale symptomatische Epilepsie. EEG in temporaler Längsreihe: Rechtshemisphärielle PLED (1/s) mit partieller Ausbreitung auf die linke Seite. Muskelverspannungsartefakte F3, T3 und T4

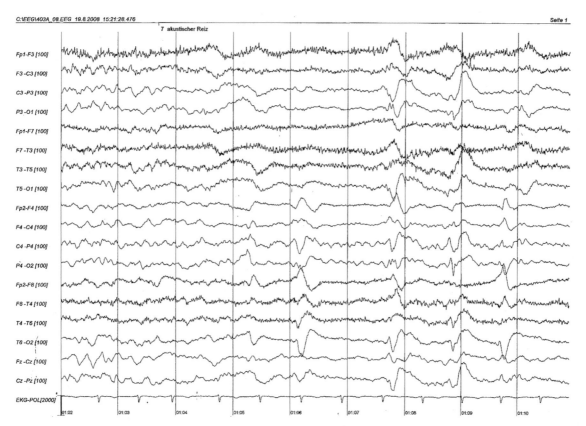

◘ Abb. 7.47   Selbe Patientin wie in ◘ Abb. 7.46. EEG in temporaler Längsreihe: Initial ϑ-δ-Dominanz, dann linksseitig regelrechte Blockade durch akustischen Reiz, gefolgt von PLED. Rechtsseitig geringe Reagibilität und weitere PLED als Hinweis für eine stärkere Schädigung

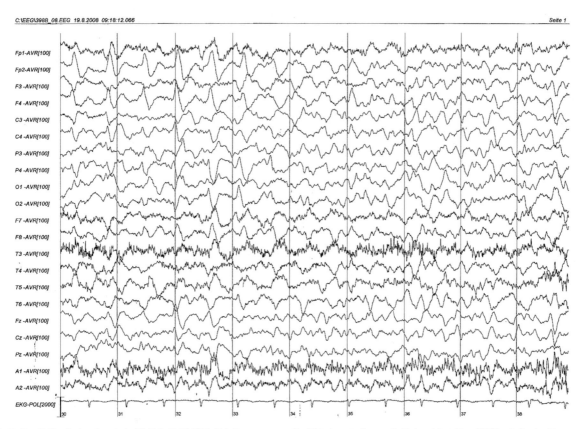

◘ Abb. 7.48   Selbe Patientin wie in ◘ Abb. 7.46. EEG-Ableitung gegen die Mittelwertreferenz: Initial rechtsseitige PLED mit Ausbreitung nach Fz, nach 3,5 s Abbruch der PLED und dominierende ϑ-δ-Aktivität, insofern deutliche Funktionsverbesserung. T3-, A1- und A2-Artefakte

7

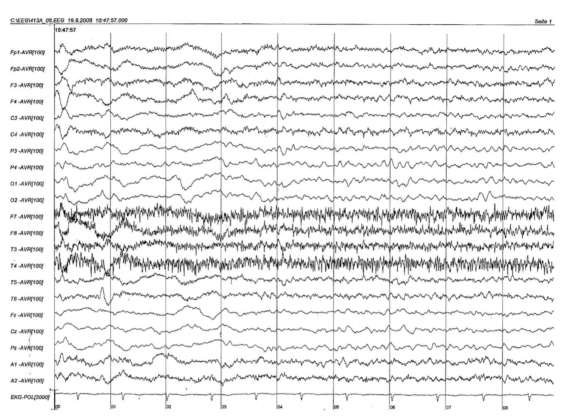

◻ Abb. 7.49   Selbe Patientin wie in ◻ Abb. 7.46. EEG-Ableitung gegen die Mittelwertreferenz: Initial Abbruch der PLED, für 4 s Abflachung, dann ϑ-Dominanz, frontotemporale Muskelverspannungsartefakte. EEG-Korrelation mit psychischer Stabilisierung

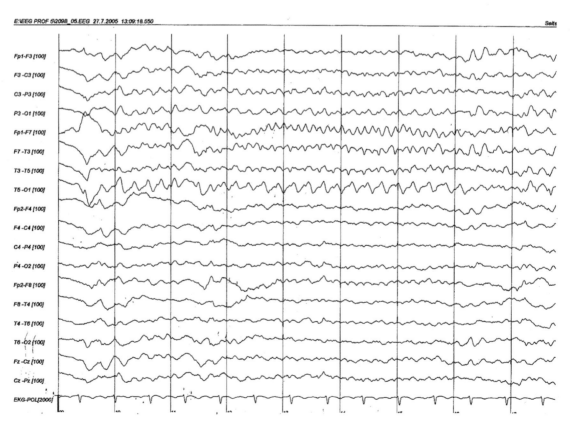

◻ Abb. 7.50   49-jährige somnolente bis soporöse Patientin mit chronisch-progredienter multipler Sklerose. EEG: Linkshemisphäriell monomorphe ϑ-Aktivität (4/s) mit steiler Konfiguration und über F7 monomorphe 7/s-Aktivität als Ausdruck eines nonkonvulsiven Status epilepticus. Rechts leichte Verlangsamung

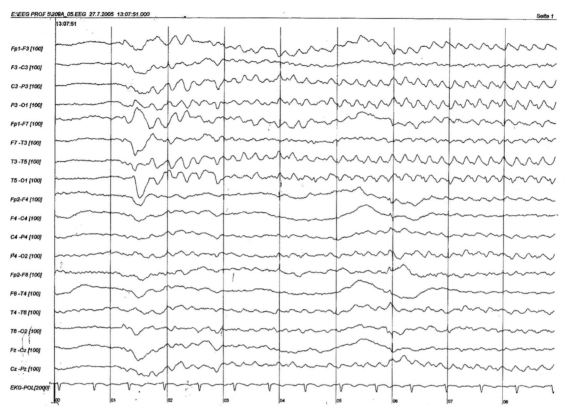

◘ Abb. 7.51   Selbe Patientin wie in **◘** Abb. 7.50. EEG: Initial Abflachung, dann ϑ-Muster (4/s) mit teils steiler Konfiguration linkshemisphäriell als Ausdruck eines nonkonvulsiven Status epilepticus. Rechts flache ϑ-Aktivität

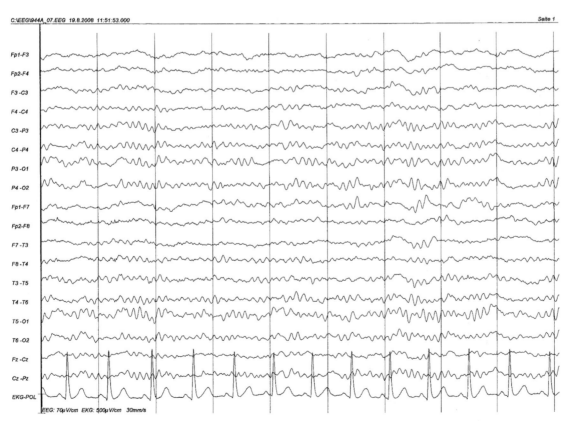

◘ Abb. 7.52   24-jähriger Patient nach Synkope und Schädelhirntrauma Grad I mit nachfolgender Kontusionsblutung. EEG: Ableitung in alternierender zentraler Längsreihe am zweiten Tag: Regionale Funktionsstörung in Form von diskreter Abflachung links temporoanterior mit Unterlagerung von flachen δ-Wellen F7

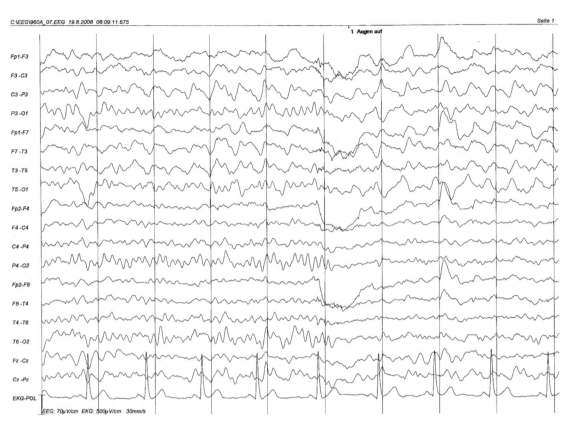

■ **Abb. 7.53**   Selber Patient wie in ■ Abb. 7.52 mit frontotemporaler Kontusionsblutung links und nach 7 Tagen nonkonvulsivem Status mit amnestischem Syndrom, Perseveration und Echolalie. EEG: Links kontinuierliche zentrotemporale „Komplexe" und δ-Wellen (2–3/s) ohne Unterbrechung durch Berger-Reaktion. Rechtsseitig regelrecht blockierter α-Rhythmus (8–9/s)

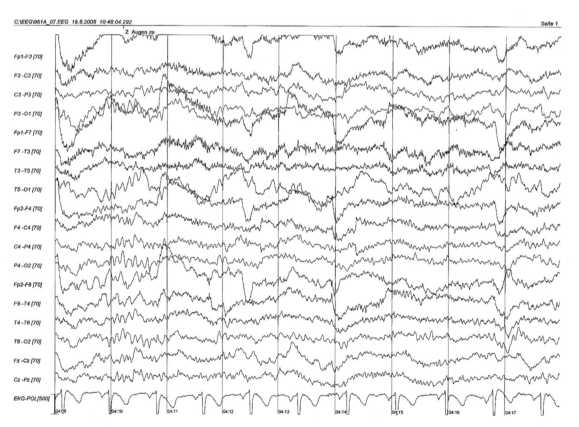

■ **Abb. 7.54**   Selber Patient wie in ■ Abb. 7.52, 2 h später nach Sistieren des Status unter 0,5 mg Clonazepam. EEG-Ableitung in temporaler Längsreihe: Nach Augenöffnen α-Aktivierung rechts und beginnende α-Tätigkeit links, β-Aktivität als Clonazepam-Effekt und frontale Augenartefakte

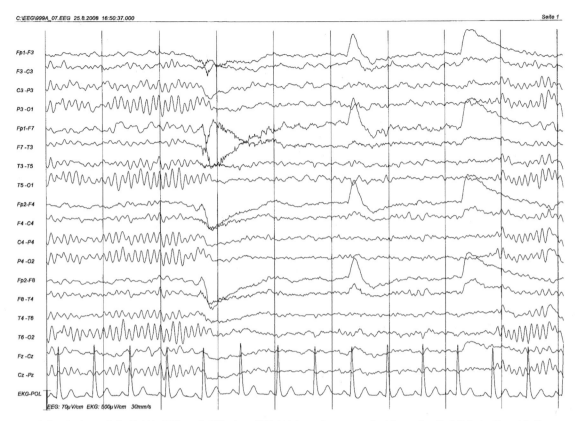

C:\EEG\999A_07.EEG 25.8.2008 16:50:37.000   Seite 1

EEG: 70µV/cm EKG: 500µV/cm 30mm/s

◘ Abb. 7.55   Selber Patient wie in **◘** Abb. 7.52 nach 4 Wochen. EEG-Ableitung in temporaler Längsreihe: Stabilisierter Grundrhythmus und diskrete linksseitige Verlangsamung, erkennbar an der nach Augenöffnen aktivierten ϑ-Tätigkeit links. Rechtsseitig regelrechte Berger-Reaktion

EEG bei speziellen Syndromen, Intoxikationen und postiktualen Zustandsbildern

8.1   Metabolische Enzephalopathien   – 126

8.2   Enzephalitis   – 133

8.3   PLED und BiPLED   – 145

8.4   EEG bei postiktualen Zustandsbildern   – 148

© Springer-Verlag GmbH Deutschland, ein Teil von Springer Nature 2018
H. Kursawe, *Übungsbuch Klinisches EEG*
https://doi.org/10.1007/978-3-662-56756-2_8

8.1   Metabolische Enzephalopathien

■ ■ Urämische Enzephalopathie

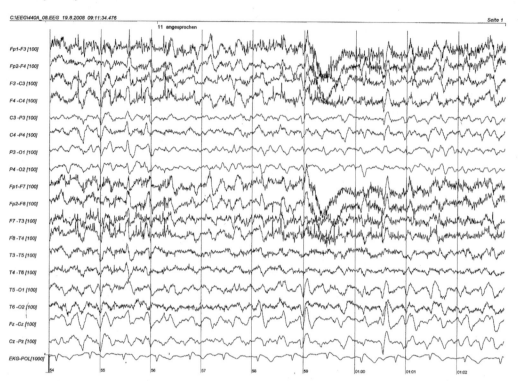

◘ Abb. 8.1   82-jährige Patientin mit Verlangsamung und kognitiver Einschränkung bei formaler Wachheit wie beim nonkonvulsiven Status. Dialysepflichtige terminale Niereninsuffizienz nach Tumornephrektomie. Durch Kathetersepsis und Exsikkose ausgelöstes Zustandsbild. EEG: Generalisierte unrhythmische triphasische „sharp waves" (ca. 2/s), durch akustischen Reiz teilweise unterbrochen. Frontale Verspannungsartefakte

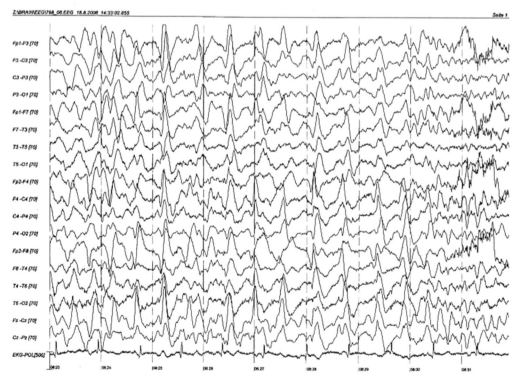

◘ Abb. 8.2   73-jähriger Patient mit dialysepflichtiger Niereninsuffizienz bei subkortikaler Enzephalopathie und intrazerebraler Blutung vor Jahren. Klinisch Verlangsamung und Apathie, dann paranoid-halluzinatorisches Durchgangssyndrom. EEG in temporaler Längsreihe zum Symptomhöhepunkt: Dominierende generalisierte triphasische Wellen mit kurzer Unterbrechung durch äußeren Reiz

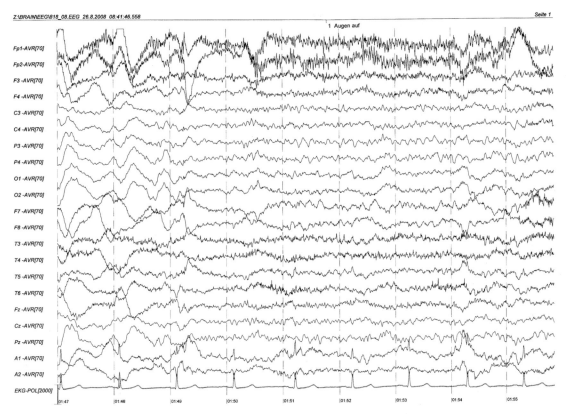

Abb. 8.3   Selber Patient wie in ■ Abb. 8.2 nach 3 Tagen und Abklingen der Psychopathologie. EEG in Ableitung zur Mittelwertreferenz: Generalisierte δ-Wellen-Gruppe unterbrochen durch Augenöffnen, darauf dominierende β-, dann α-ϑ-Mischaktivität, leichte diffuse Funktionsstörung

■ ■ Urämisches Syndrom

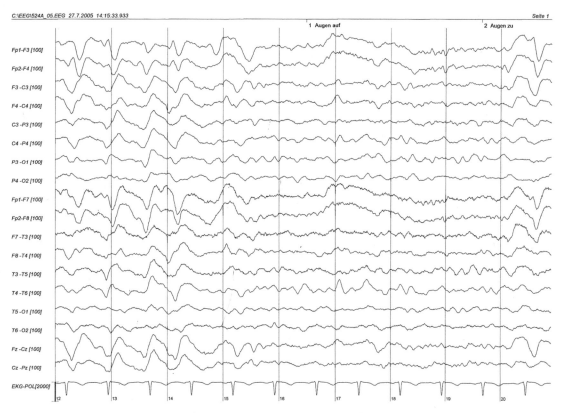

Abb. 8.4   58-jähriger Patient mit vorwiegend rechtsseitigen Myoklonien und Somnolenz. EEG: Initial triphasische „sharp waves" von 1-2/s, durch Augenöffnen blockiert. Dann 4–5/s-ϑ-Aktivität und nach Augenschluss sofortige δ-Wellen. Schwere diffuse Funktionsstörung

▪▪ Hepatische Enzephalopathie

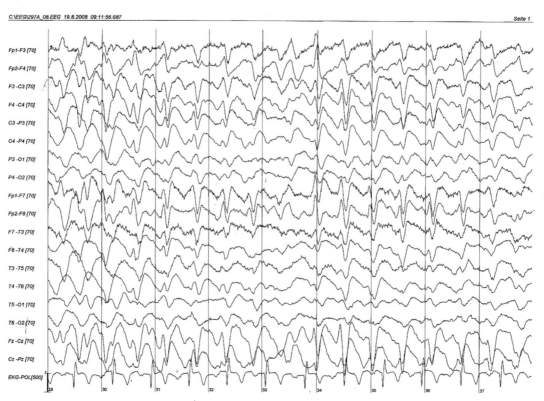

◘ Abb. 8.5   57-jähriger Patient mit aspontan-amnestischem Psychosyndrom bei hepatischer Enzephalopathie, Myelopathie, Neuropathie und Leberzirrhose mit portokavalem Shunt. Neurologisch Asterixis und Dysarthrie. Initial NH$_3$-Anstieg. EEG: Generalisierte kontinuierliche triphasische „sharp waves" als Ausdruck einer schweren diffusen Funktionsstörung. Diskrepanz des EEG-Befunds zur formalen Wachheit des Patienten

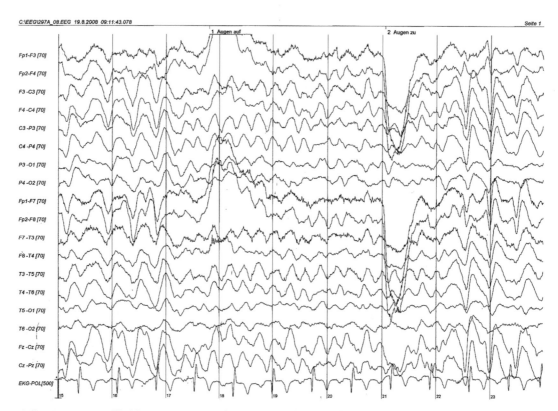

◘ Abb. 8.6   Selber Patient wie in ◘ Abb. 8.5 mit Berger-Reaktion. EEG: Durch Augenöffnen Blockade der triphasischen „sharp waves", dabei noch δ-Dominanz um 3/s. Weiter schwere diffuse Funktionsstörung und Diskrepanz zur formalen Wachheit

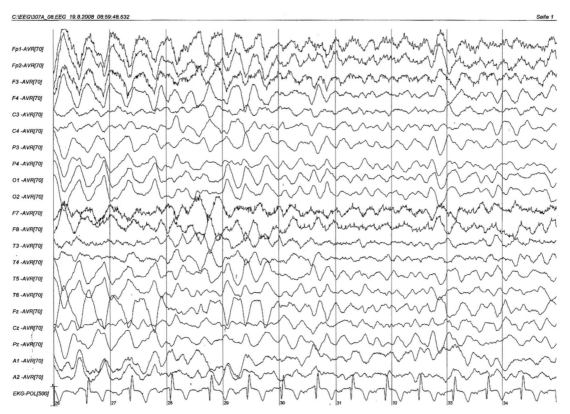

C:\EEG\307A_08.EEG 19.8.2008 08:59:48.632   Seite 1

Abb. 8.7 Selber Patient wie in **□** Abb. 8.5, nach 2 Wochen klinisch gebessert. EEG-Ableitung gegen die Mittelwertreferenz: Wechsel von monomorphen vorn betonten δ-Gruppen und ϑ-Aktivität von 4–5/s als Korrelat eines wechselnden Funktionszustands

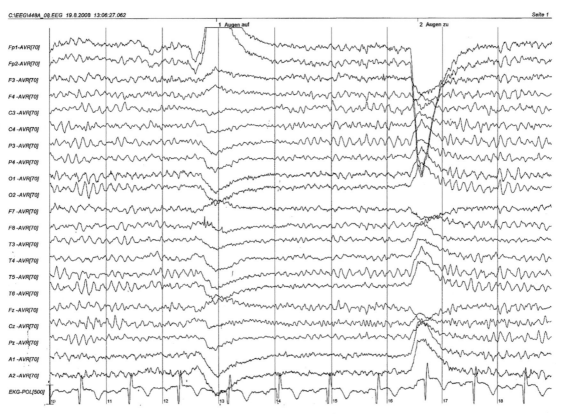

C:\EEG\448A_08.EEG 19.8.2008 13:06:27.062   Seite 1

Abb. 8.8 Selber Patient wie in **□** Abb. 8.5 nach 4 Wochen bei klinischer Stabilisierung. EEG-Ableitung gegen die Mittelwertreferenz: α-ϑ-Mischaktivität (7–8/s) mit unvollständiger Blockade durch Augenöffnen als Ausdruck einer noch leichten diffusen Funktionsstörung. Jetzt korreliert das EEG vollständig mit dem stabilisierten klinischen Zustand (Indikation zur Lebertransplantation)

8

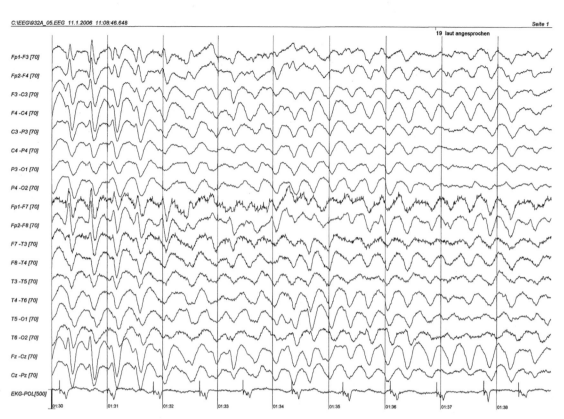

❏ **Abb. 8.9**   81-jährige Patientin mit Leberzirrhose und Somnolenz sowie hochpathologischem Ammoniakwert. EEG: Anfangs dominierende generalisierte triphasische Wellen, dann monomorphe δ-Aktivität, auf akustischen Reiz nur angedeutet reagibel. Schwere diffuse Funktionsstörung

■ ■ Hypoxischer Hirnschaden

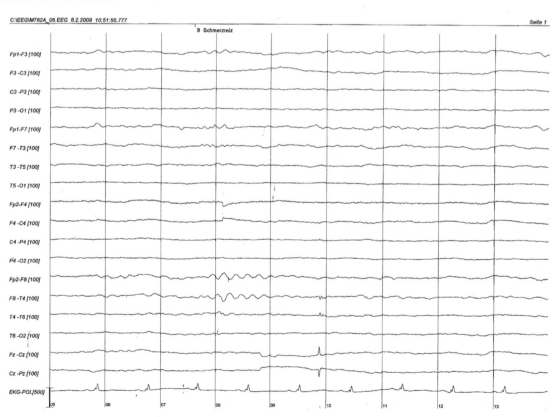

❏ **Abb. 8.10**   68-jähriger Patient unter Beatmung nach rechtsseitigem zerebralem Insult. EEG in temporaler Reihenschaltung: Links frontotemporal Restaktivität (flache ϑ- und δ-Wellen). Schmerzreagibilität wahrscheinlich. Cz-Artefakt, fraglicher F8-Artefakt

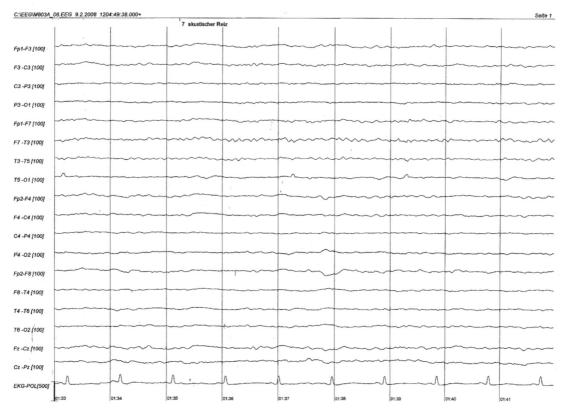

◘ Abb. 8.11   Selber Patient wie in ◘ Abb. 8.10 unter Beatmung. EEG in temporaler Reihenschaltung nach 8 Tagen: Funktionsverbesserung links frontotemporal mit flacher 6–7/s-Aktivität. Angedeutete Reagibilität durch akustischen Reiz. Rechtsseitig flache Restaktivität um 4/s. Retrospektiv Artefaktcharakter in F8 vom Vor-EEG bestätigt

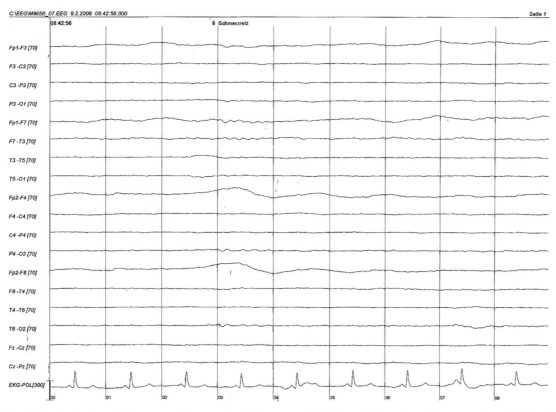

◘ Abb. 8.12   69-jähriger Patient, Ableitung nach Reanimation. EEG in temporaler Reihenschaltung: Nach Schmerzreiz Restaktivität in F7 und O2, (von F7- und O2-Artefakt nicht sicher zu differenzieren)

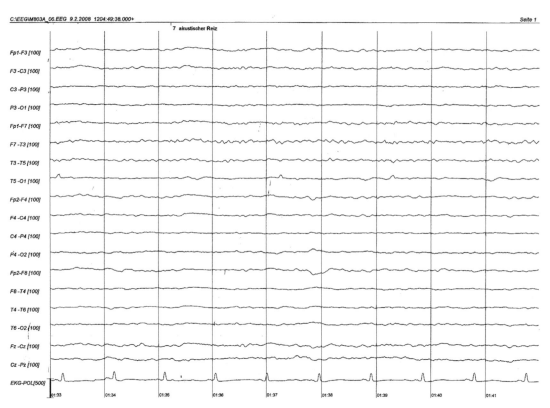

▢ Abb. 8.13   Selber Patient wie in **▢** Abb. 8.12. EEG in temporaler Reihenschaltung: Nach weiteren 5 h Aktivität links frontal und temporal eindeutig identifizierbar und möglicherweise durch akustischen Reiz forciert. Rechtsseitig flache ϑ-δ-Restaktivität. Irreversibler Hirnfunktionsausfall ist nicht zu bestätigen

■ ■ Hypoxisches Koma

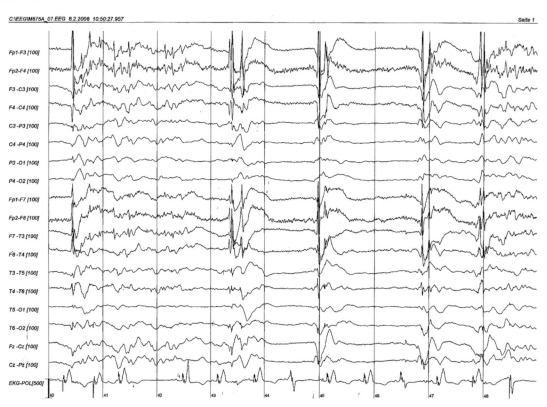

▢ Abb. 8.14   77-jähriger Patient mit Status myoclonicus nach kardiopulmonaler Reanimation. EEG: Burst-suppression-Muster mit dominierenden „bursts" aus Spitzen, mehrfach gefolgt von variabler Aktivität und Suppressionsstrecken

8.2   Enzephalitis

■ ■ Herpes-simplex-Enzephalitis

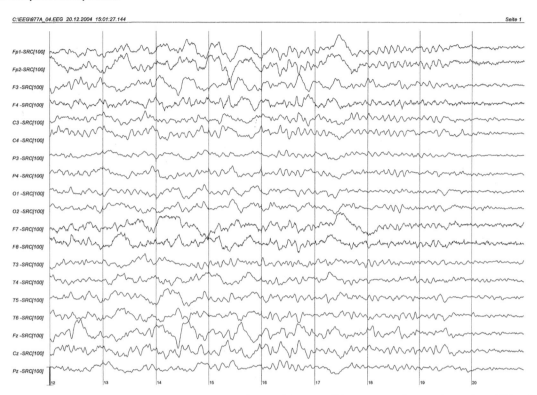

▣ Abb. 8.15   51-jährige Patientin, Einweisung nach Grand-mal-Anfall mit diskretem affektiv-amnestischen Psychosyndrom. EEG in Quellenschaltung am ersten Tag: Initial über 6 s frontozentrale polymorphe δ-Tätigkeit (2/s), dann α-Grundrhythmus mit Zerfallsstrecke

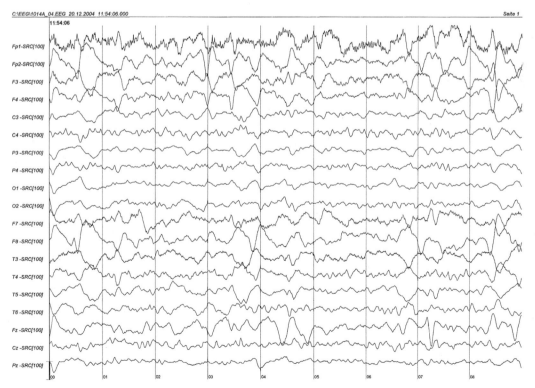

▣ Abb. 8.16   Selbe Patientin wie in ▣ Abb. 8.15 am zwölften Tag. Klinische Verschlechterung mit Hemisymptomatik rechts und Aphasie. EEG in Quellenschaltung: Kein Grundrhythmus, links okzipital deutliche Abflachung, im Abstand von ca. 3 s wiederholte generalisierte δ-Aktivität mit einzelnen frontalen „sharp waves"

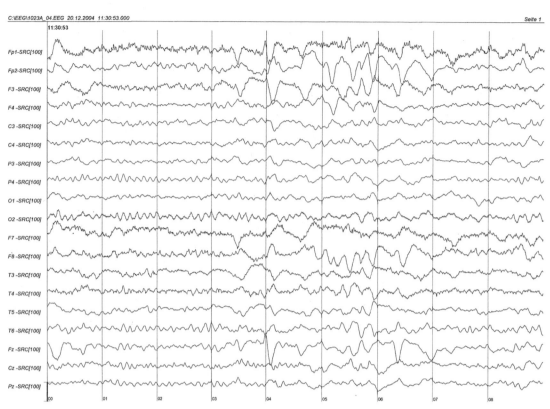

Abb. 8.17   Selbe Patientin wie in ▪ Abb. 8.15, Einweisung nach Grand-mal-Anfall, nachfolgend Hemisyndrom rechts, jetzt Besserung. EEG in Quellenschaltung vom 16. Tag: Rechts okzipital α-Grundrhythmus, links α-Reduktion, frontotemporale δ-Gruppe mit einzelnen „sharp waves" im Fokusgebiet links frontozentral

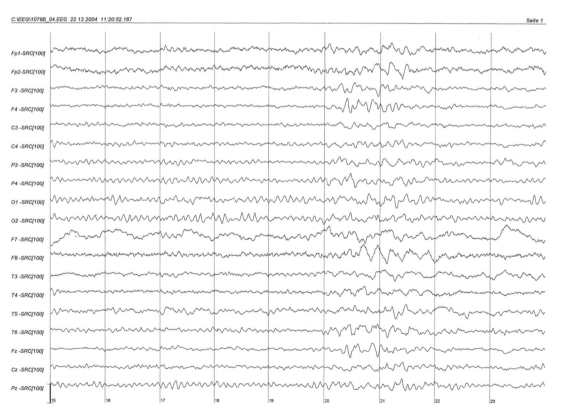

Abb. 8.18   Selbe Patientin wie in ▪ Abb. 8.15. Globale klinische Besserung, mit noch leichtem amnestischen Psychosyndrom. EEG in Quellenschaltung am 31. Tag: Stabiler, links etwas reduzierter α-Grundrhythmus. Kontinuierliche regionale Funktionsstörung links temporoanterior (δ-Herd 1/s). Leichte intermittierende generalisierte Funktionsstörung (ϑ-Gruppe)

▪ ▪ Virale Enzephalitis

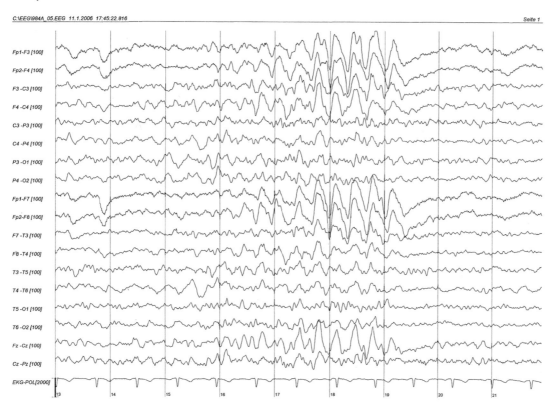

◘ Abb. 8.19 20-jähriger Patient, klinisch lediglich fluktuierender Kopfschmerzverlauf. EEG am ersten Tag: Kein Grundrhythmus, okzipitale α-β-ϑ-Mischaktivität. Frontotemporale δ-Gruppe (3/s). Insgesamt leichte bis mäßige diffuse Funktionsstörung als Korrelat der Enzephalitis

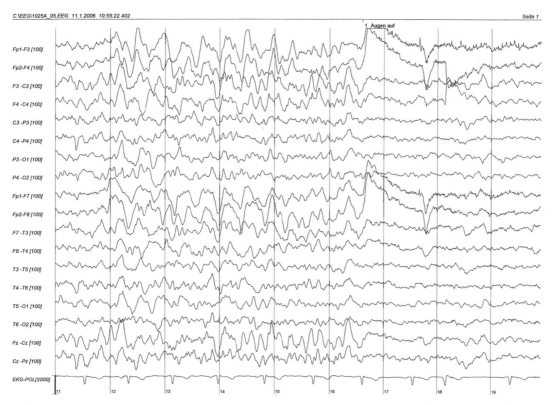

◘ Abb. 8.20 Selber Patient wie in ◘ Abb. 8.19. EEG am ersten Tag: Okzipitale α-β-ϑ-Mischaktivität unvollständig blockiert (siehe okzipitale ϑ-Wellen). Frontotemporale δ-Gruppe über 3 s, durch Berger-Reaktion blockiert. Insgesamt leichte bis mäßige diffuse Funktionsstörung als Korrelat der Enzephalitis

8

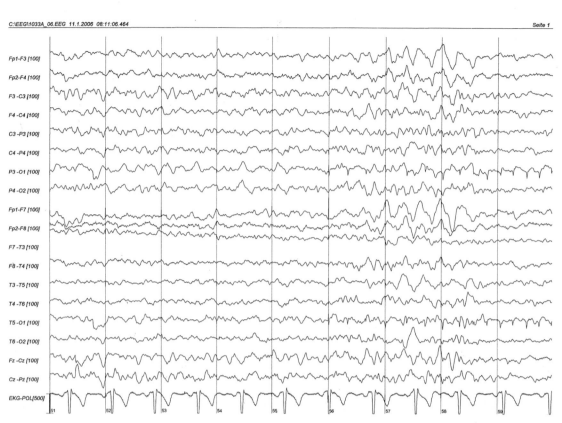

◻ Abb. 8.21   Selber Patient wie in ◻ Abb. 8.19. EEG nach 2 Wochen: Okzipitale ϑ-Dominanz, vereinzelt POSTS. Frontotemporale ϑ-δ-Gruppe. O1-Elektrodenartefakt. Insgesamt leichte bis mäßige diffuse Funktionsstörung mit diskreter Besserung

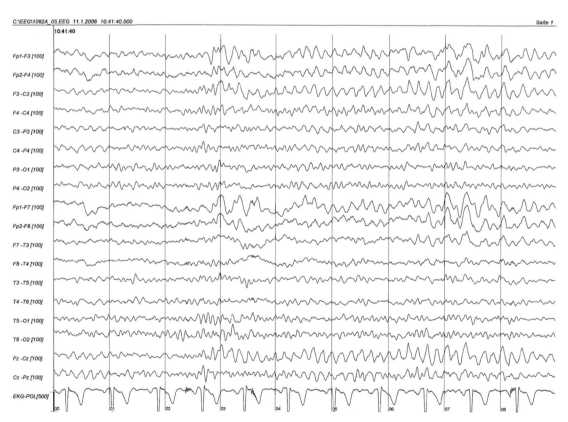

◻ Abb. 8.22   Selber Patient wie in ◻ Abb. 8.19. EEG nach 3 Wochen: Okzipital α-β-Tätigkeit, keine diffuse Funktionsstörung, nur frontal unterlagerte δ-Wellen von 3/s. Frontaler 6/s-Rhythmus (hypnagoge ϑ-Wellen als Ausdruck von Vigilanzminderung nach Remission einer durch das EEG bestätigten Enzephalitis)

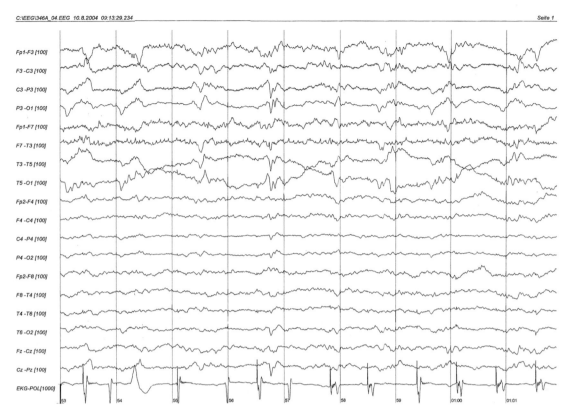

C:\EEG\346A_04.EEG 10.8.2004 09:13:29.234   Seite 1

◘ Abb. 8.23   77-jähriger Patient mit enzephalitischem Syndrom, aber ohne Herdsymptomatik oder Myoklonien. EEG in temporaler Reihenschaltung: Kontinuierliche PLED (1/s) linkshemisphäriell. Rechts ϑ-Dominanz als leichte diffuse Funktionsstörung. Lediglich im EEG dokumentierter Herdhinweis in Form von PLED. Cave: EKG-Befund mit Extrasystole

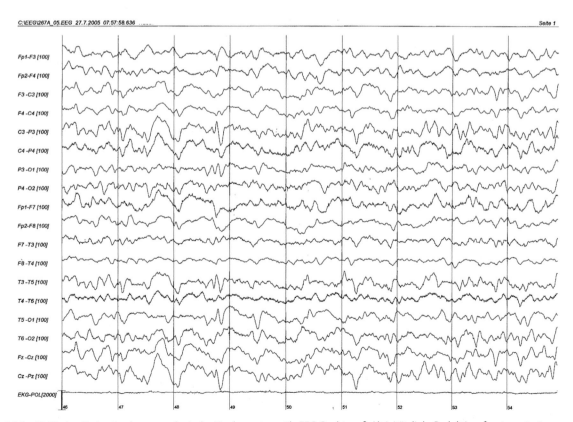

C:\EEG\267A_05.EEG 27.7.2005 07:57:58.636   Seite 1

◘ Abb. 8.24   80-jährige Patientin ohne neurologische Herdsymptomatik. EEG: Rechts α-ϑ-Aktivität, links Reduktion, frontozentrotemporal polymorphe δ-Tätigkeit, vereinzelte triphasische „sharp waves" vorwiegend links zentrotemporal. Lediglich im EEG nachweisbarer Herdhinweis in Form von ETP

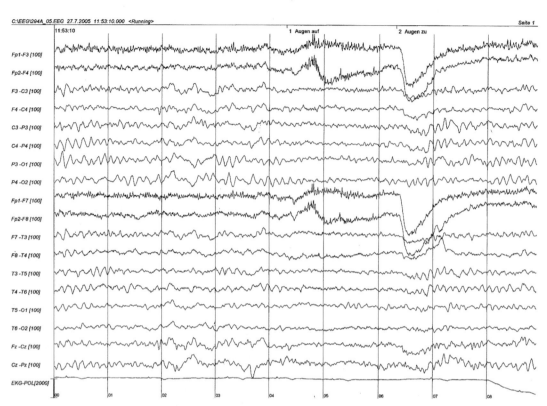

◘ **Abb. 8.25**　Selbe Patientin wie in ◘ Abb. 8.24. EEG nach 9 Tagen bei klinischer Stabilisierung: α-ϑ-Aktivität mit unvollständiger Blockade durch Augenöffnen, leicht diffuse Funktionsstörung, nach Remission kein Seitenhinweis mehr

▪▪ Lithiumintoxikation

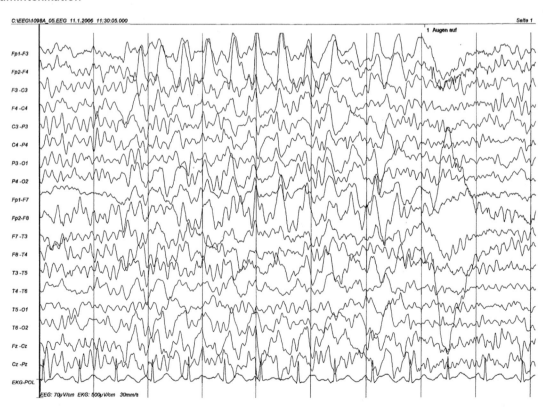

◘ **Abb. 8.26**　60-jährige Patientin nach stationärer Aufnahme wegen Kopfschmerzen, Schwankschwindel, Tremor und Müdigkeit. Manisch-depressive Psychose mit Lithiumtherapie (Spiegel 1,29 mmol/l). Nativ-EEG mit frontozentrotemporal betonter δ-Gruppe (2–3/s) über 4–5 s als Ausdruck einer Lithiumintoxikation

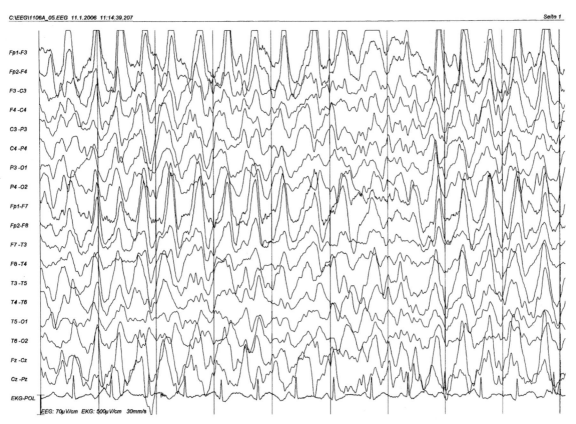

◘ Abb. 8.27　Selbe Patientin wie in ◘ Abb. 8.26. EEG unter Hyperventilation mit fast kontinuierlicher monomorpher δ-Tätigkeit (2/s) als Ausdruck einer Lithiumintoxikation

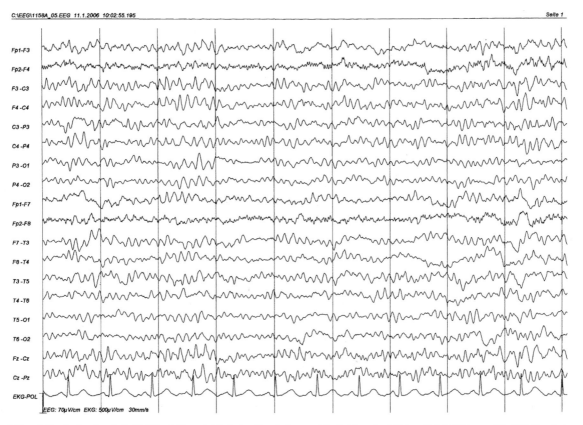

◘ Abb. 8.28　Selbe Patientin wie in ◘ Abb. 8.26 nach klinischer Remission und Reduktion des Lithium (0,64–0,79 mmol/l). EEG: Dominierender α-Grundrhythmus von 8–9/s. EEG normalisiert

■ ■ Carbamazepin-Intoxikation

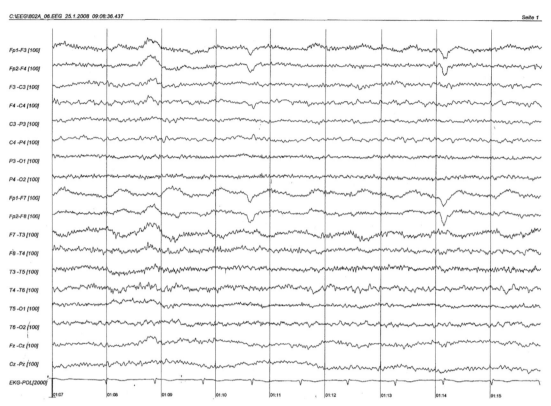

◘ Abb. 8.29   75-jähriger Patient mit Meningeom links frontal. Sensorische Aphasie nach epileptischem Anfall. EEG: Regionale Funktionsstörung links frontotemporal (kontinuierliche δ-Tätigkeit um 1/s), C4-Artefakt

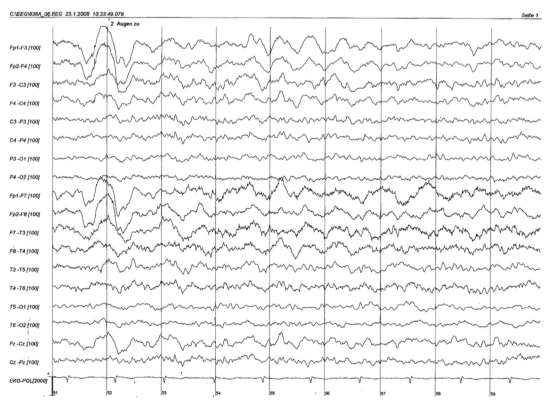

◘ Abb. 8.30   Selber Patient wie in ◘ Abb. 8.29. EEG nach 7 Tagen und Einstellung auf 600 mg Carbamazepin: Nach Augenschluss rechts α-β-Aktivität, links vermehrte ϑ-Einlagerung. Fast kontinuierliche δ-Ein- und Unterlagerung frontal und temporal, sodass durch diesen Carbamazepin-Effekt die regionale Funktionsstörung links maskiert und nur noch an der seitendifferenten Ausprägung erkennbar wird

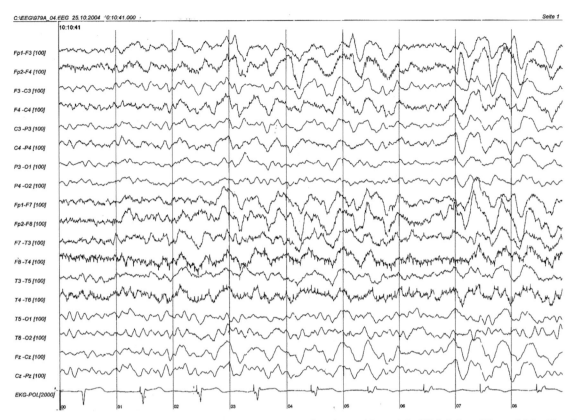

Abb. 8.31 84-jährige Patientin mit postherpetischem Schmerzsyndrom. Klinisch initial Dysarthrie, Müdigkeit und Doppelbilder, Einstellung auf 1200 mg Gabapentin ohne Effekt. Zugabe von 600 mg Carbamazepin über eine Woche, Spiegel 8,0 mg/l. EEG: Intermittierende frontozentral betonte δ-Gruppen von 2/s und Grundrhythmusverlangsamung

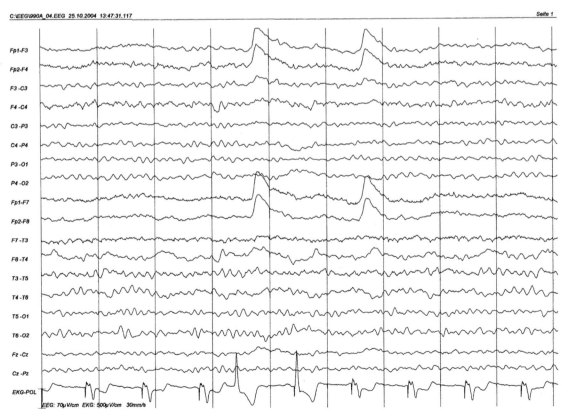

Abb. 8.32 Selbe Patientin wie in Abb. 8.31 nach 4 Tagen und Absetzen von Gabapentin, Reduktion von Carbamazepin auf 400 mg, Spiegel 8,9 mg/l. EEG: Funktionsverbesserung und stabiler Grundrhythmus von 8/s

■ ■ Oxcarbazepin-Intoxikation mit Hyponatriämie

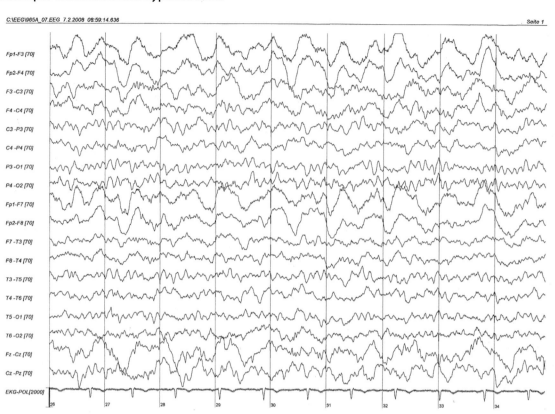

◘ Abb. 8.33   49-jährige Patientin mit fokaler Epilepsie aus dem rechten Frontallappen (Na 124 mg/l, Oxcarbazepin 2100 mg, Levetiracetam 2000 mg). EEG: Okzipitale α-ϑ-Mischaktivität, meist 7/s, frontal dominierende δ-Aktivität um 2/s

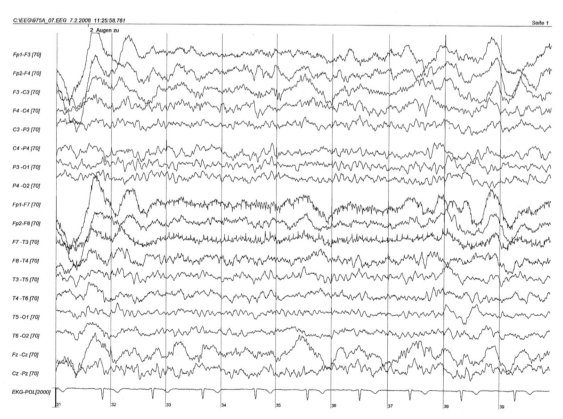

◘ Abb. 8.34   Selbe Patientin wie in ◘ Abb. 8.33, Na 124 mg/l, Oxcarbazepin reduziert auf 1050 mg, Levetiracetam 2000 mg. EEG: Funktionsver-besserung mit jetzt okzipitaler 8/s-Dominanz und frontaler ϑ-Aktivität, F7-Artefakt („single motor unit")

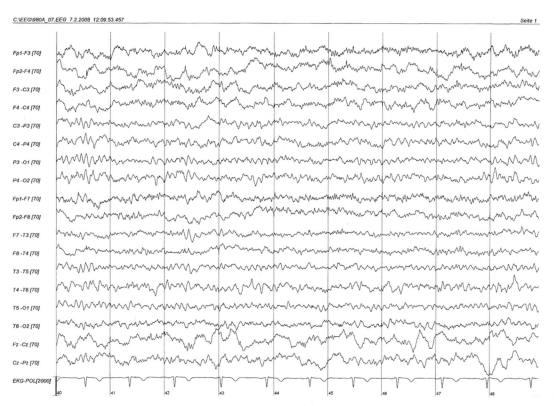

C:\EEG\980A_07.EEG 7.2.2008 12:09:53.457   Seite 1

◪ **Abb. 8.35**   Selbe Patientin wie in ◪ Abb. 8.33, Na normalisiert, Oxcarbazepin abgesetzt. EEG: Stabilisierter α-Grundrhythmus von 9/s, flachere frontale ϑ-δ-Aktivität, die vorher bekannte regionale Funktionsstörung rechts frontotemporal deutet sich wieder an

▪ ▪ Syndrom der inadäquaten Adiuretinsekretion mit Hyponatriämie

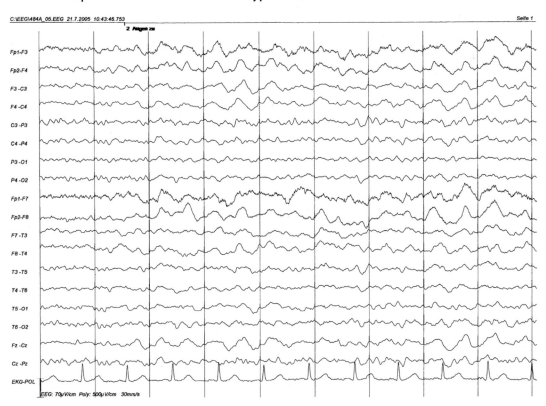

C:\EEG\484A_05.EEG 21.7.2005 10:43:46.753   Seite 1

◪ **Abb. 8.36**   82-jährige somnolente Patientin nach Therapie einer paranoiden Psychose mit Risperidon (Na 117 mmol/l, Hypokaliämie). EEG: Initial regelrechte Berger-Reaktion mit α-β-Aktivität, dann nach Augenschluss okzipitale ϑ-Dominanz und intermittierende frontotemporale δ-Gruppen (FIRDA) von 2/s

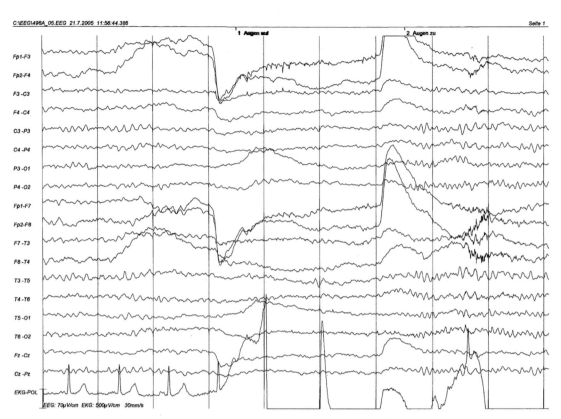

☐ Abb. 8.37 Selbe Patientin wie in ☐ Abb. 8.36 nach Absetzen des Risperidons, unter Clozapin psychisch wach und stabil. EEG: Initial durch Augenöffnen blockierte 7/s-Aktivität, nach Augenschluss Beschleunigung auf 9–10/s

■ ■ Hyponatriämie

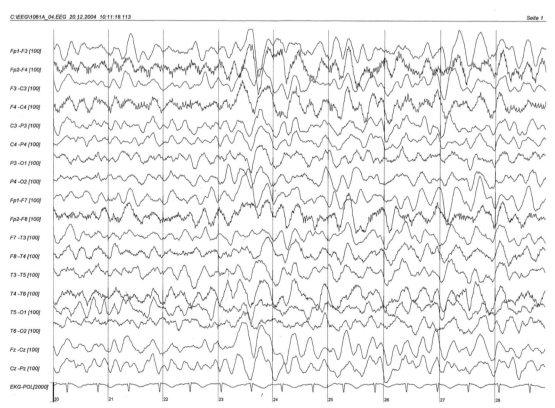

☐ Abb. 8.38 Patientin Hyponatriämie im Zustand nach einem generalisierten Anfall. EEG: Initial ϑ-Dominanz von 4/s, dann ϑ-δ-Aktivität im Sinne einer mäßigen bis schweren diffusen Funktionsstörung. Korrelation von EEG-Befund mit Hyponatriämie bei wacher, prompter Patientin

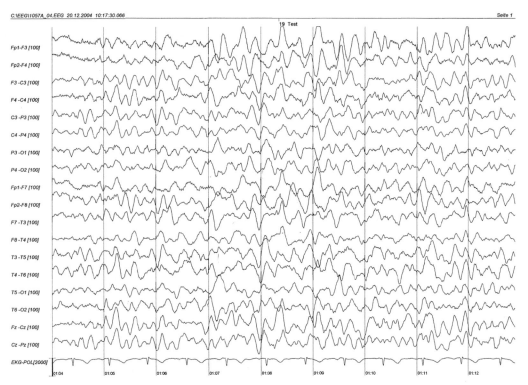

Abb. 8.39 Selbe Patientin wie in Abb. 8.38, ein Tag später. EEG: Okzipitale ϑ-Dominanz und intermittierende vorn betonte δ-Gruppen. Mäßige diffuse Funktionsstörung. Weiterhin Korrelation von EEG-Befund und Hyponatriämie bei bestehender Diskrepanz zur Wachheit

8.3 PLED und BiPLED

■■ BiPLED

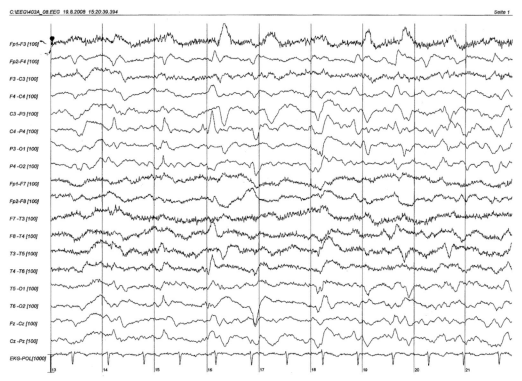

Abb. 8.40 BiPLED bei einer 87-jährigen Patientin mit nonkonvulsivem Status bei fokaler Epilepsie und schwerer Demenz. Initial plötzlicher Bewusstseinsverlust und Myoklonien. EEG: PLED im Abstand von ca. 1 s, auch als BiPLED, erkennbar vor allem an der fehlenden Synchronizität in C3–P3 gegenüber C4–P4

■■ PLED

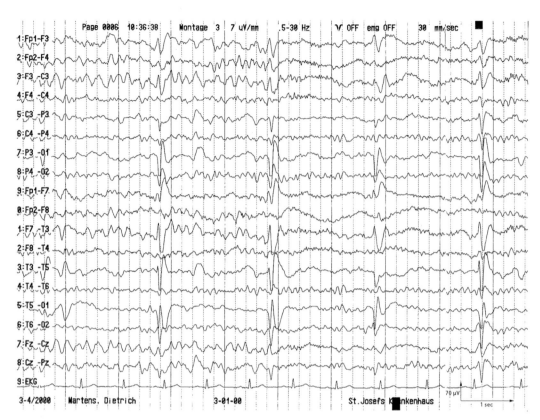

■ **Abb. 8.41**   49-jährige Patientin nach Sarkomexstirpation links parietal und Grand-mal-Anfall. EEG: PLED linkshemisphäriell 0,5/s, Maximum T3 und T5 (enge Phasenumkehr), linke Hälfte mit Ermüdungszeichen, dann Vigilanzwechsel mit α-Dominanz, aber ohne Veränderung der triphasischen „sharp waves"

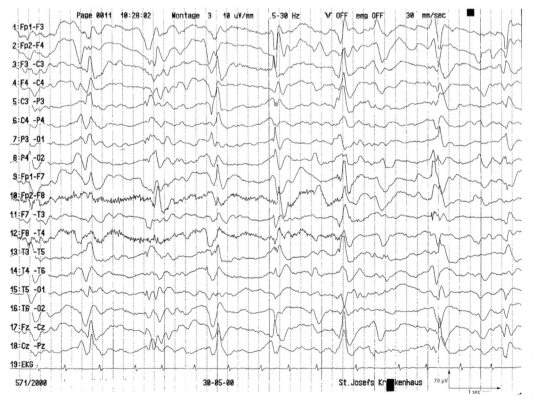

■ **Abb. 8.42**   87-jährige Patientin nach kardioembolischem Mediainfarkt links. Status fokaler Anfälle mit rechtsseitigen Myoklonien. EEG: Links-dominante bilaterale PLED (1/s), teilweise nicht synchron wie bei BiPLED

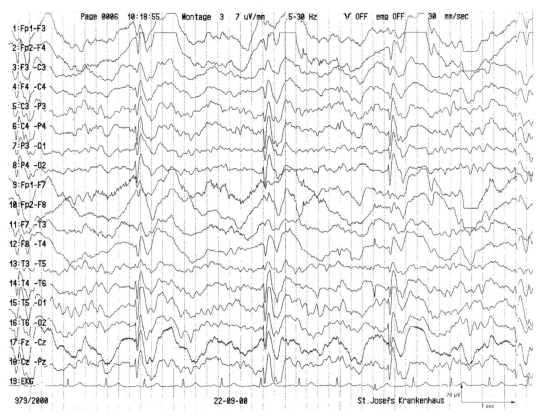

◘ Abb. 8.43   63-jährige somnolente Patientin mit apathisch-amnestischem Durchganssyndrom bei Herpes-simplex-Enzephalitis. EEG: Rechts temporal dominierende synchrone triphasische „sharp waves" beidseits (0,5/s)

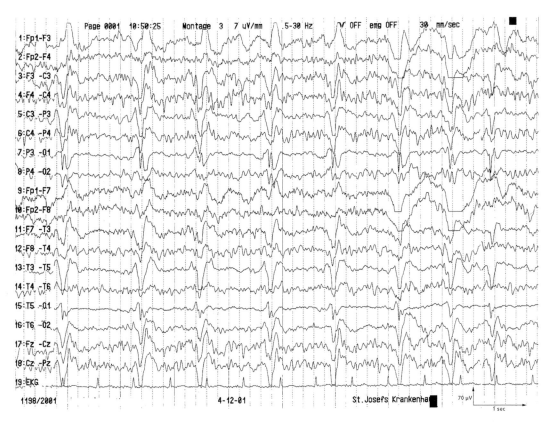

◘ Abb. 8.44   60-jähriger Alkoholiker mit Hepatopathie, chronischem Subduralhämatom beidseits, linkstemporaler Kontusion und Trepanation. EEG: Triphasische „sharp waves" (ca. 1/s) links parietotemporal, Unterdrückung des Grundrhythmus, Ausbreitung zur Gegenseite, rechtsseitig α-β-Aktivität

8.4   EEG bei postiktualen Zustandsbildern

■■ Postiktuale Vigilanzstörung

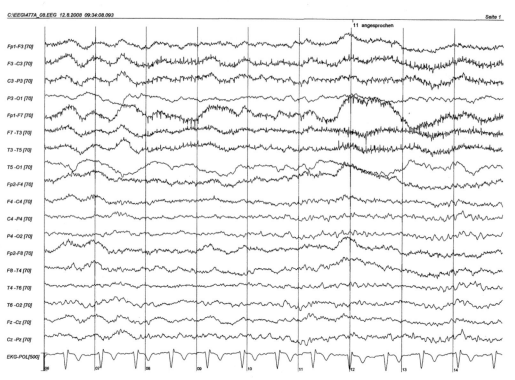

◻ **Abb. 8.45**   85-jähriger Patient nach Grand-mal-Anfall bei symptomatischer fokaler Epilepsie. EEG in temporaler Längsreihe: Initial links betonte frontozentrotemporale δ-Gruppe (2/s), Abflachung links, auf Ansprache Arousal-Reaktion vorwiegend rechts erkennbar. Links temporale Verspannungsartefakte und C3-Artefakt

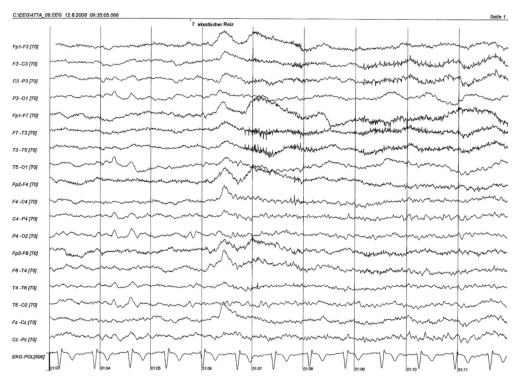

◻ **Abb. 8.46**   Selber Patient wie in ◻ Abb. 8.45. EEG in temporaler Längsreihe: Zuerst Dominanz flacher ϑ-Aktivität mit einzelnen okzipitalen POSTS vorwiegend rechts, Abflachung links. Nach akustischem Reiz abortive K-Komplexe und nur rechtsseitig Aktivierung von α-ϑ-Tätigkeit. Muskelverspannungsartefakte links temporal, C3 „single motor unit"

8.4 · EEG bei postiktualen Zustandsbildern

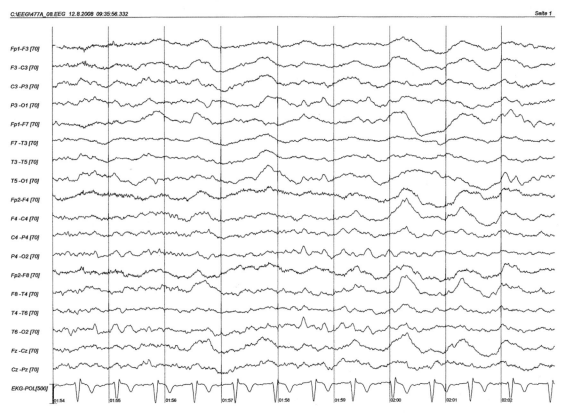

◙ Abb. 8.47 Selber Patient wie in ◙ Abb. 8.45. EEG in temporaler Längsreihe: Kein Grundrhythmus, initial α-β-ϑ-Mischaktivität mit spannungs-hohen frontozentrotemporalen δ-Wellen (um 1/s) des beginnenden Schlafstadiums 3. Linksseitige Abflachung, okzipitale POSTS vor allem rechts

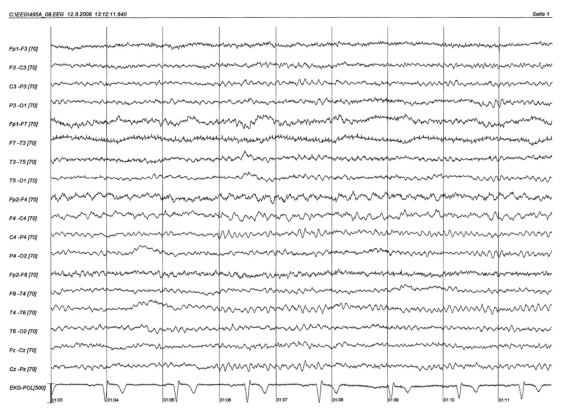

◙ Abb. 8.48 Selber Patient wie in ◙ Abb. 8.45, nach 2 Tagen. EEG: Normalisierung des Grundrhythmus rechts hemisphäriell (8–9/s). Linksseitig Amplitudenreduktion und temporale ϑ-Einlagerung als Ausdruck der bestehenden linksseitigen Läsion. F4-Elektrodenartefakt, Artefakt durch „single motor unit" F7

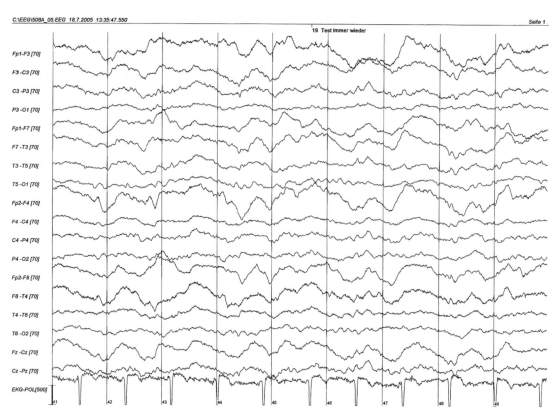

◘ Abb. 8.49   67-jährige Patientin mit symptomatischer Temporallappenepilepsie bei glialer Zyste links temporal. Unmittelbar nach temporalem Anfall nicht erweckbarer Schlafzustand. EEG in temporaler Reihenschaltung: Unmittelbar nach Anfall Registrierung von Schlafaktivität des Stadiums 3 mit frontal dominierender δ-Tätigkeit. Keine Reagibilität auf wiederholten akustischen Reiz

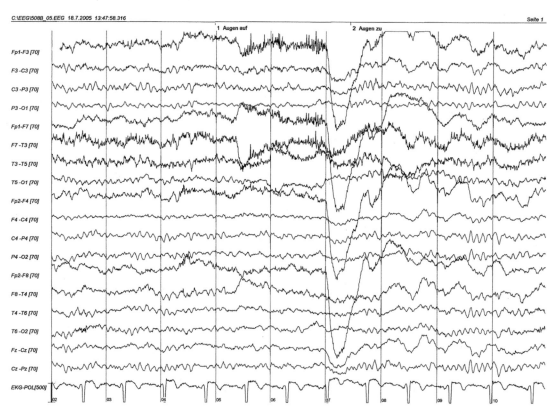

◘ Abb. 8.50   Selbe Patientin wie in ◘ Abb. 8.49, nach 13 min schlagartiges Erwachen. EEG in temporaler Reihenschaltung: Sofortige α-Aktivierung (um 9/s) mit unvollständiger, aber regelrechter Blockadereaktion nach Augenöffnen. Riesiges Augenschlussartefakt und stabiler Grundrhythmus

8.4 · EEG bei postiktualen Zustandsbildern

▪▪ Postiktuale intermittierende Verlangsamung

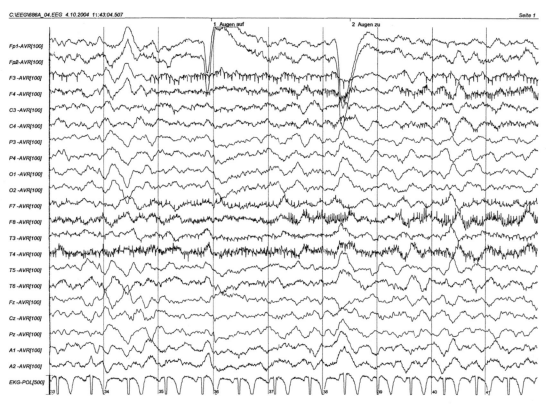

■ **Abb. 8.51**   47-jährige Patientin nach mehreren myoklonischen Absencen bei generalisierter idiopathischer Epilepsie. EEG-Ableitung gegen die Mittelwertreferenz in voller Wachheit: Schwere intermittierende generalisierte Funktionsstörung (IRDA). Auch durch Berger-Reaktion keine Blockade der generalisierten δ-Gruppen von 2/s

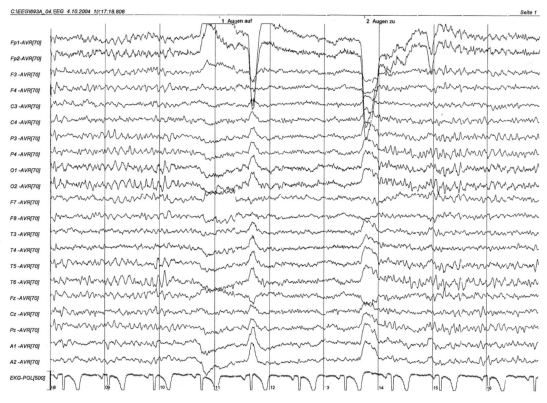

■ **Abb. 8.52**   Selbe Patientin wie in ■ Abb. 8.51. EEG-Ableitung gegen die Mittelwertreferenz nach 2 Tagen: Regelrecht blockierter Grundrhythmus von 8–9/s, dann α-β-Mischaktivität. Dazwischen Lidschlagartefakt

▪▪ Postiktuale hemisphärielle Verlangsamung

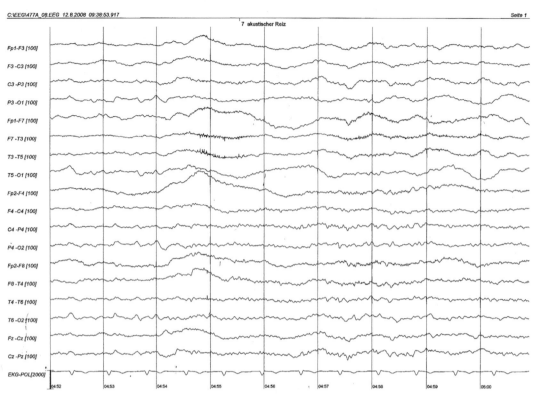

❑ Abb. 8.53   85-jähriger Patient mit Vigilanzstörung und Todd-Parese rechts. EEG in temporaler Längsreihe: Links Abflachung und Verlang-samung. Nur angedeutete Reaktion auf akustischen Reiz mit nachfolgender flacher δ-Tätigkeit. Rechts initial okzipitale POSTS, dann prompte Reagibilität mit β-Aktivität, gefolgt von α-ϑ-Aktivität. Zusammenfassend Funktionsstörung der linken Seite, die mit der Parese korreliert

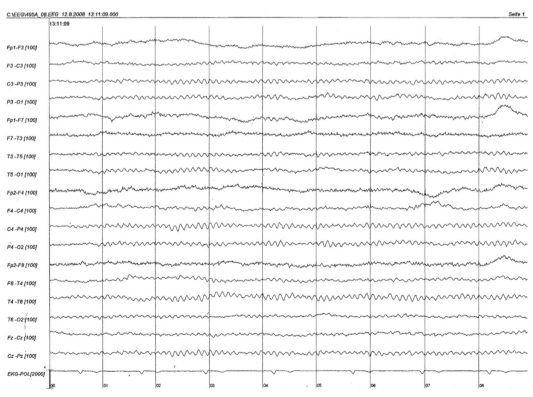

❑ Abb. 8.54   Selbe Patientin wie in ❑ Abb. 8.53 nach 5 Tagen bei vollständiger Rückbildung der Vigilanzstörung und Parese. EEG in temporaler Längsreihe: Regelrechter α-Grundrhythmus, nur noch diskrete Amplitudendifferenz, F4-Elektrodenartefakt. Die mit dem EEG korrelierende klinische Remission bestätigt den Verdacht auf eine anfallsbedingte Parese

8.4 · EEG bei postiktualen Zustandsbildern

■ ■ Postiktuale fokale ETP

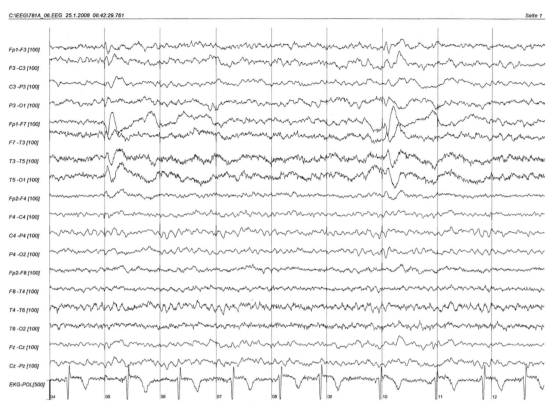

□ **Abb. 8.55**   81-jährige Patientin mit zerebraler Mikroangiopathie nach einer Reihe von schweren Fehlhandlungen. EEG in temporaler Reihenschaltung: Leichte diffuse Funktionsstörung, zusätzlich linksseitige Verlangsamung. Einzelne „sharp waves" mit weiter Phasenumkehr links temporal

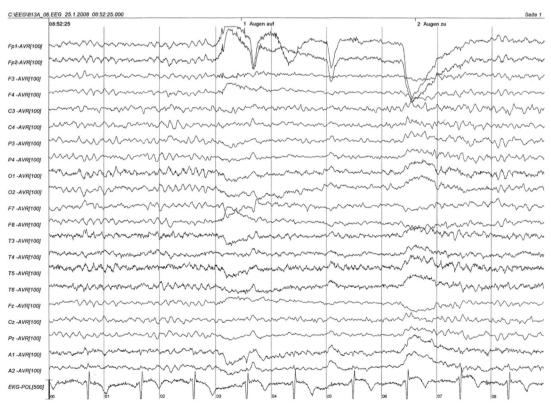

□ **Abb. 8.56**   Selbe Patientin wie in □ Abb. 8.55. EEG in temporaler Reihenschaltung nach 2 Wochen: Deutliche Funktionsverbesserung links, aber besonders links noch unvollständige Berger-Reaktion, rechts stabiler Grundrhythmus (8–9/s)

■ ■ **Weite Phasenumkehr**

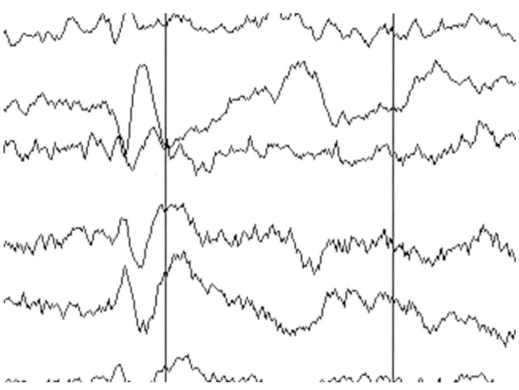

■ **Abb. 8.57**   Zwischen Fp1 und F7 Negativität bei F7, zwischen T5 und O1 Negativität bei T5. Bei F7-T3 und T3-T5 keine ausgeprägte Negativität, sondern relative Isopotenziallinie. Die Negativitäten von F7 und T5 liegen in Phase

■ ■ **Postiktuale generalisierte ETP**

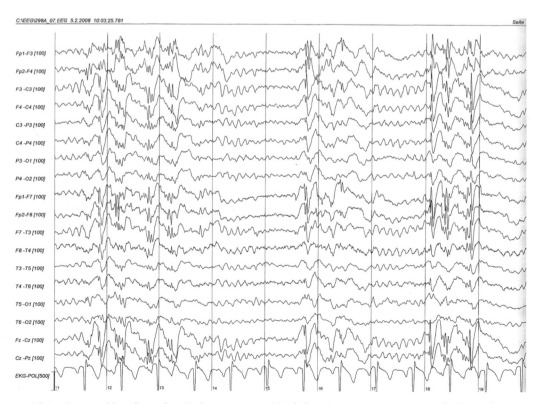

■ **Abb. 8.58**   44-jährige Patientin, klinisch nur akute Verlangsamung und Müdigkeit. Diagnose: Dämmerzustand. EEG: Nur kurz von α-Tätigkeit unterbrochene generalisierte Poly-SW-Komplexe als Korrelat eines Dämmerzustands bei annehmbarer generalisierter idiopathischer Epilepsie

8.4 · EEG bei postiktualen Zustandsbildern

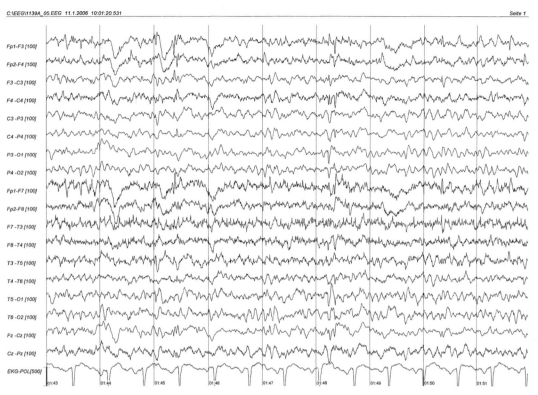

C:\EEG\1139A_05.EEG 11.1.2006 10:01:20.531   Seite 1

❏ Abb. 8.59   79-jährige Patientin nach Grand-mal-Anfall im Seniorenheim. Wach, verlangsamt, nur autopersonell orientiert, dement wirkend. Seit 15 Jahren anfallsfrei unter 600 mg Valproat (74 mg/l). Nach 2 Tagen kognitiv remittiert. EEG: Instabiler okzipitaler α-Rhythmus (8–9/s). Vereinzelt frontale „spikes" als Residualbefund eines postiktualen Dämmerzustands. Überlagerung durch Muskelverspannungsartefakte

■ ■ **Postiktuale PLED**

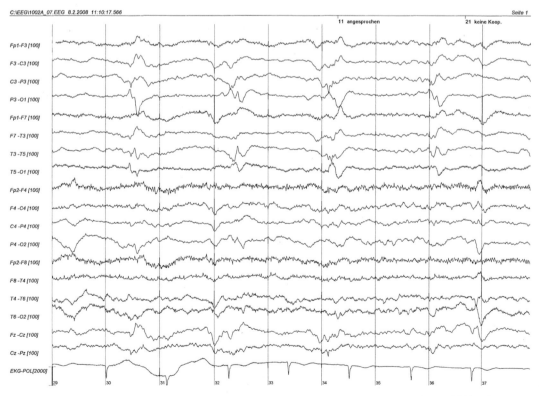

C:\EEG\1002A_07.EEG 8.2.2008 11:10:17.566   Seite 1

❏ Abb. 8.60   84-jährige Patientin nach Mediainfarkt links, fokale Anfälle vor 7 Tagen. Jetzt Todd-Parese rechts und fehlende Kooperation. EEG in temporaler Längsreihe: Links hemisphärielle Abflachung mit temporoposterior betonten PLED. Keine Unterbrechung durch äußeren Reiz. Rechtsseitig ebenfalls diffuse Funktionsstörung

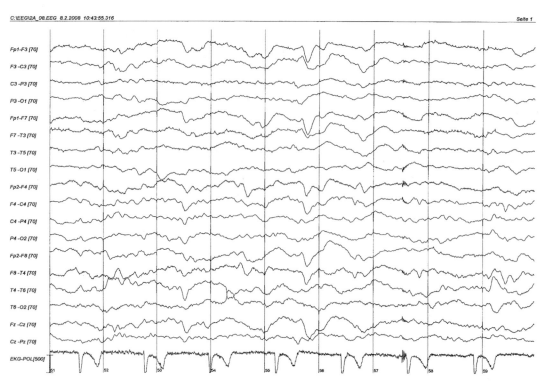

◘ Abb. 8.61　Selbe Patientin wie in **◘** Abb. 8.60, jetzt keine Parese mehr, aber weiterhin fehlende Kooperation. EEG nach 6 Tagen in temporaler Längsreihe: Pathologischer Schlaf, weiterhin links deutliche Abflachung mit ϑ-δ-Dominanz entsprechend einer mäßigen bis schweren Hemisphärenstörung, Reagibilität nur rechts angedeutet (nach 5 s Lidschlagartefakt), rechts ϑ-Aktivität und mindestens leichte diffuse Funktionsstörung

■■ EEG in der Narkose mit generalisierten ETP

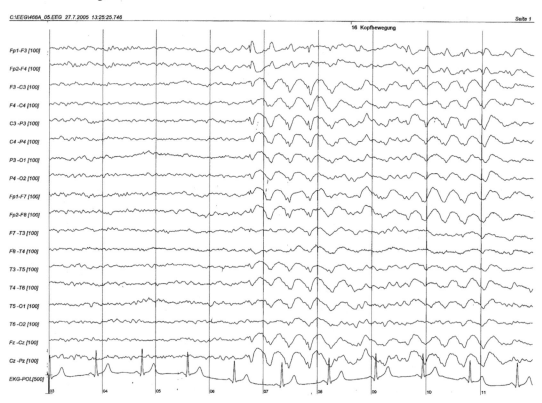

◘ Abb. 8.62　53-jähriger Patient mit „bekannter" Epilepsie nach fünfmalig operierter Darmatonie mit Aussetzen der Antiepileptika (Tegretal und Suxilep) und Grand-mal-Anfall am Vortag. EEG am ersten Tag: Anfangs α-β-Mischaktivität, dann abortive frontal betonte SW-Komplexe und monomorphe δ-Gruppen von 3/s. Das EEG-Muster macht in Zusammenhang mit der Kopfbewegung einen unterdrückten Anfall bei generalisierter Epilepsie wahrscheinlich

8.4 · EEG bei postiktualen Zustandsbildern

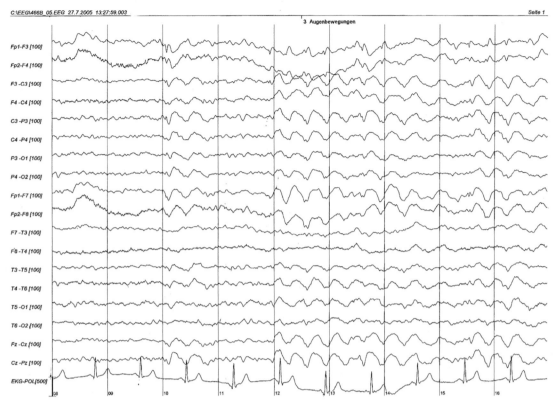

◘ **Abb. 8.63**   Selber Patient wie in ◘ Abb. 8.62. EEG am ersten Tag: Anfangs α-β-Mischaktivität, dann abortiver frontaler SW-Komplex gefolgt von monomorpher δ-Aktivität (2–3/s). Das EEG-Muster macht in Zusammenhang mit den Augenbewegung einen unterdrückten Anfall bei generalisierter Epilepsie möglich

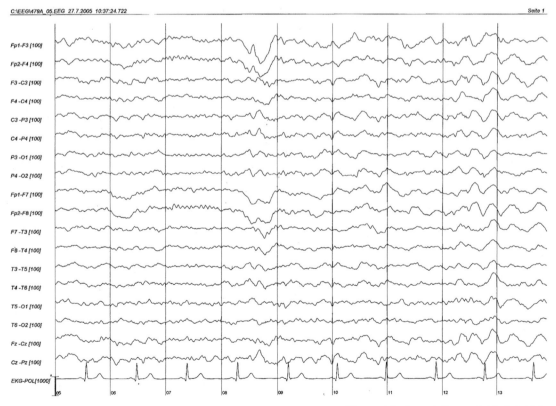

◘ **Abb. 8.64**   Selber Patient wie in ◘ Abb. 8.62. EEG am dritten Tag unter Dormicum und Trapanal-Narkose: Anfangs α-β-Mischaktivität, angedeutete frontale Schlafspindeln (13/s), dann nach 3 s abortive Vertexwelle (C3, C4 und Cz) und frontopolarer Augenartefakt gefolgt von ϑ-δ-Aktivität (bis 2/s). Durch Narkose modifiziertes Schlafstadium 2

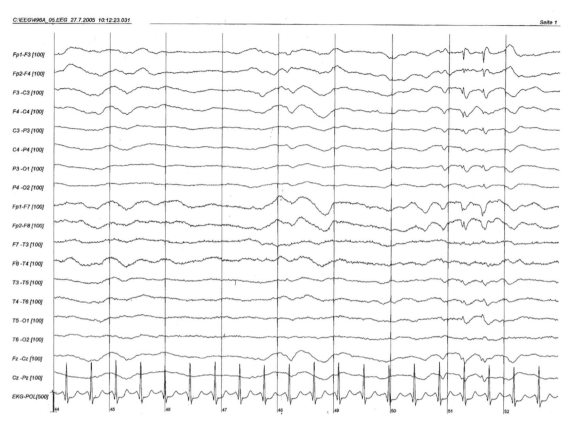

■ **Abb. 8.65**   Selber Patient wie in ■ Abb. 8.62. EEG am achten Tag unter Dormicum und Trapanal-Narkose nach erneutem Grand-mal-Anfall: Wechsel von monomorphen frontal betonten δ-Gruppen mit Suppressionsstrecken als Ausdruck eines medikamentös induzierten Komazustands. Nach 8 s rudimentäre generalisierte SW-Komplexe

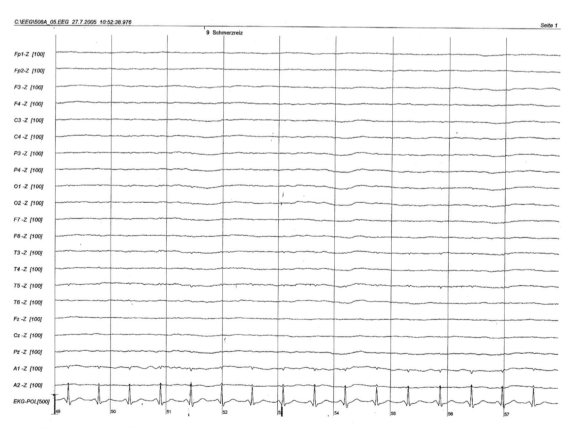

■ **Abb. 8.66**   Selber Patient wie in ■ Abb. 8.62. EEG-Ableitung gegen die Mittelwertreferenz am zehnten Tag unter Barbiturat- und Benzodiazepin-Narkose: Keine Aktivität nachweisbar. Medikamentös induzierte schwerste diffuse Funktionsstörung ohne Reagibilität

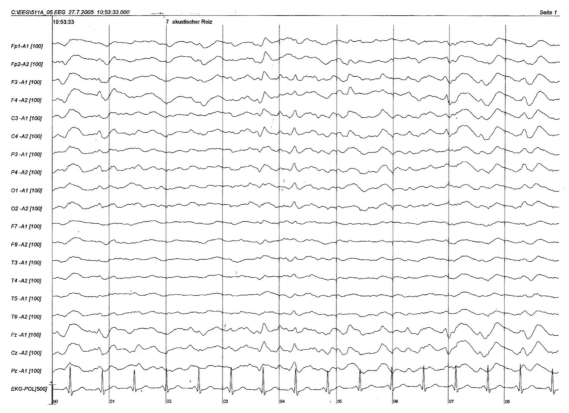

◧ **Abb. 8.67**   Selber Patient wie in ◧ Abb. 8.62. EEG-Ableitung gegen die Ohrreferenz am 13. Tag: Nach Narkosebeendigung ϑ-δ-Dominanz. In Remission befindliche schwere diffuse Funktionsstörung mit Reagibilität auf akustischen Reiz. Nach 4 und 5 s abortive Vertexwellen, nach 8 s angedeuteter K-Komplex als Ausdruck von Schlafaktivität des Stadiums 2

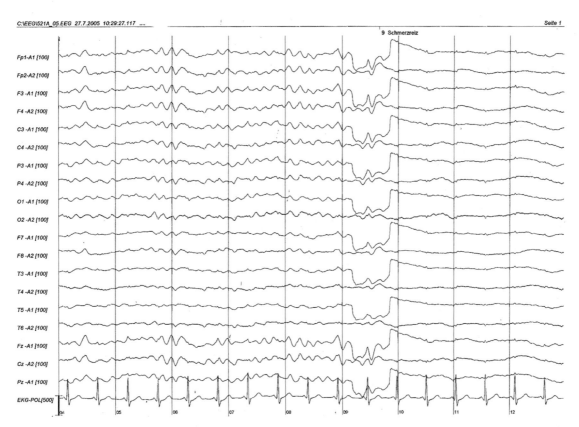

◧ **Abb. 8.68**   Selber Patient wie in ◧ Abb. 8.62. EEG-Ableitung gegen die Ohrreferenz am 15. Tag: Funktionsverbesserung (mäßige diffuse Funktionsstörung) in Form von 5/s-ϑ-Tätigkeit, die durch Schmerzreiz prompt blockiert wird

8

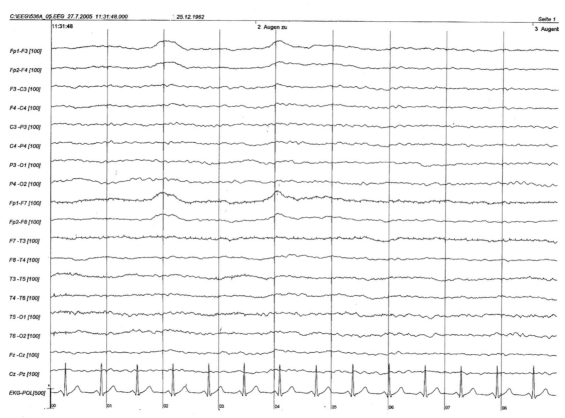

Abb. 8.69   Selber Patient wie in ◘ Abb. 8.62. EEG am 21. Tag nach Phenobarbital-Reduktion: Flache α-ϑ-Aktivität (meist 8/s). Höchstens leichte diffuse Funktionsstörung bei klinischer Remission

Kurvenquiz

9.1   Auflösung   – 177

© Springer-Verlag GmbH Deutschland, ein Teil von Springer Nature 2018
H. Kursawe, *Übungsbuch Klinisches EEG*
https://doi.org/10.1007/978-3-662-56756-2_9

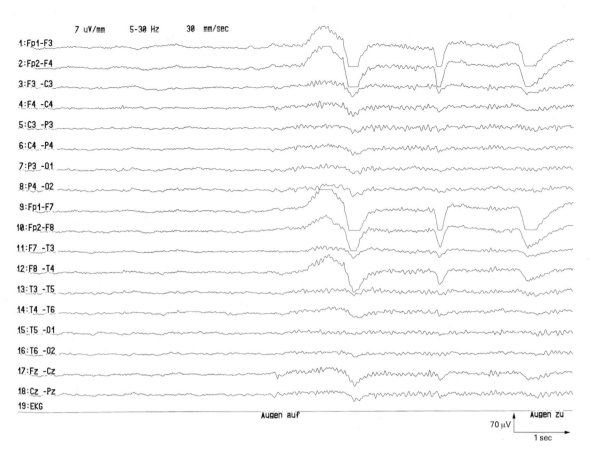

□ Abb. 9.1   Auflösung siehe ► Abschn. 9.1

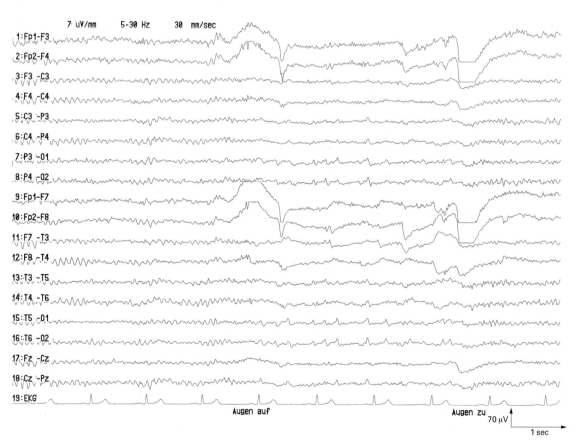

□ Abb. 9.2   Auflösung siehe ► Abschn. 9.1

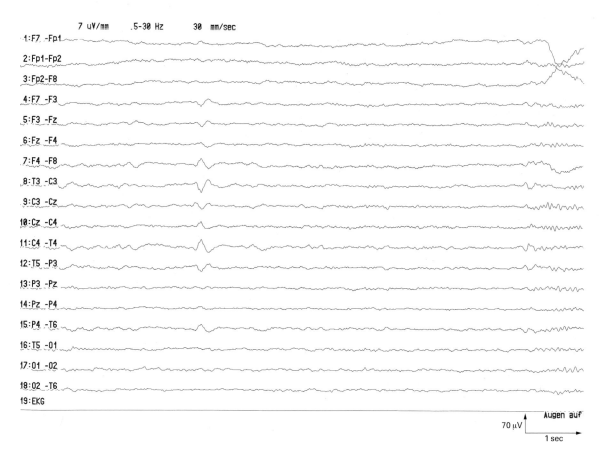

Abb. 9.3 Auflösung siehe ▶ Abschn. 9.1

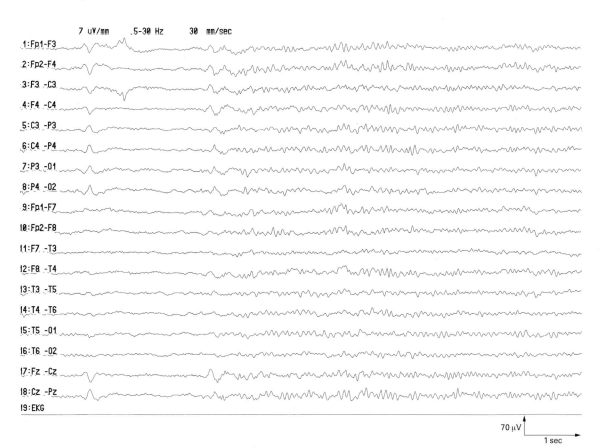

Abb. 9.4 Auflösung siehe ▶ Abschn. 9.1

9

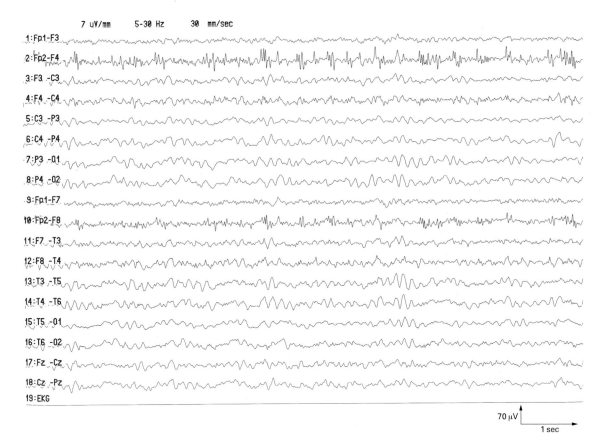

□ **Abb. 9.5**   Auflösung siehe ▶ Abschn. 9.1

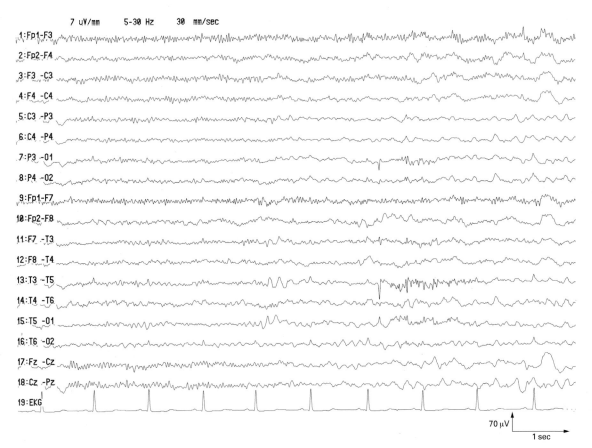

□ **Abb. 9.6**   Auflösung siehe ▶ Abschn. 9.1

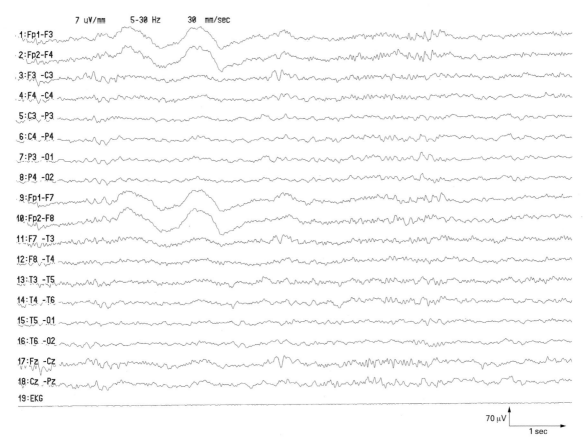

■ Abb. 9.7   Auflösung siehe ▶ Abschn. 9.1

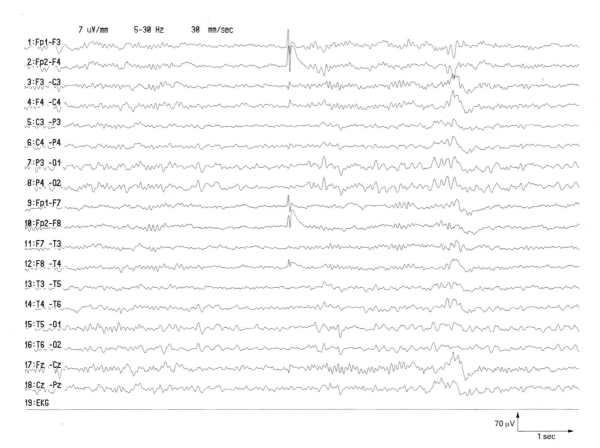

■ Abb. 9.8   Auflösung siehe ▶ Abschn. 9.1

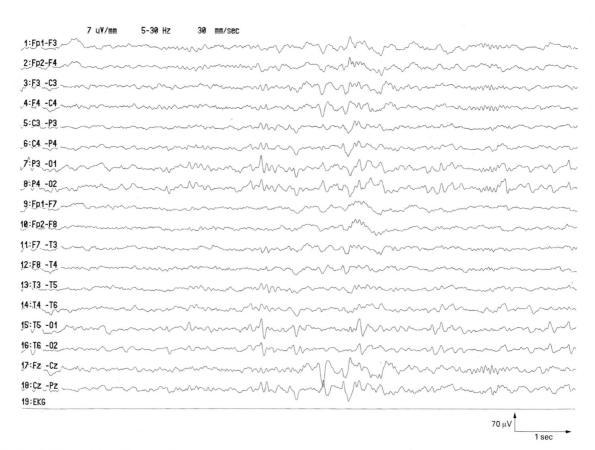

Abb. 9.9   Auflösung siehe ▶ Abschn. 9.1

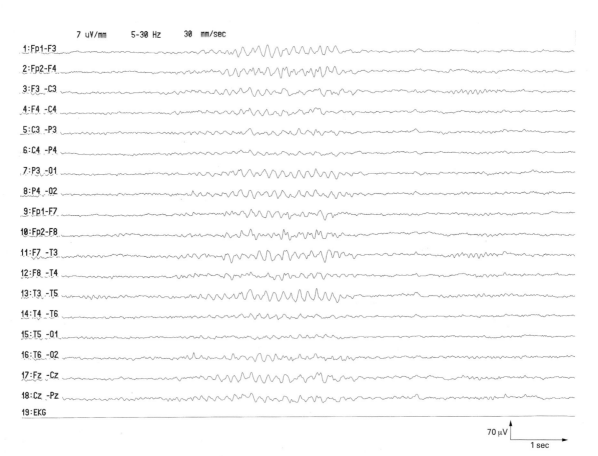

Abb. 9.10   Auflösung siehe ▶ Abschn. 9.1

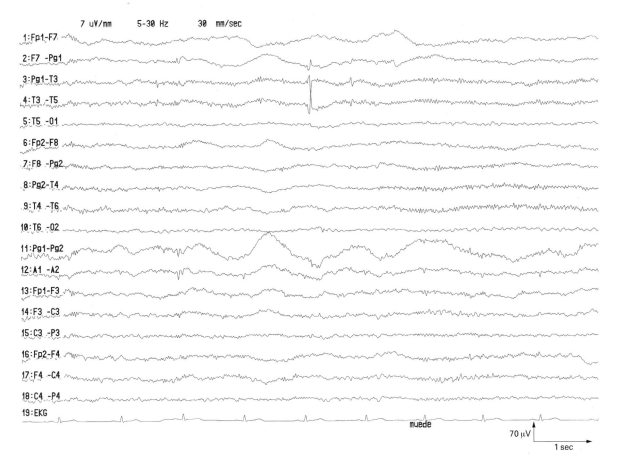

Abb. 9.11   Auflösung siehe ▶ Abschn. 9.1

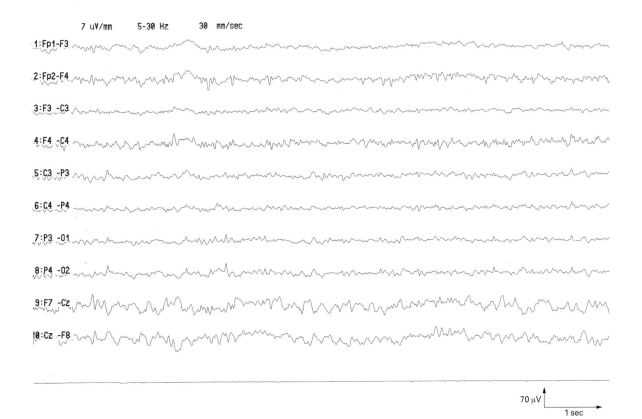

Abb. 9.12   Auflösung siehe ▶ Abschn. 9.1

9

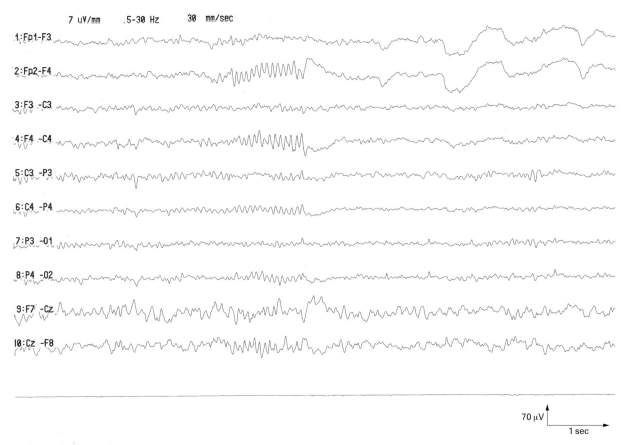

◘ Abb. 9.13 Auflösung siehe ► Abschn. 9.1

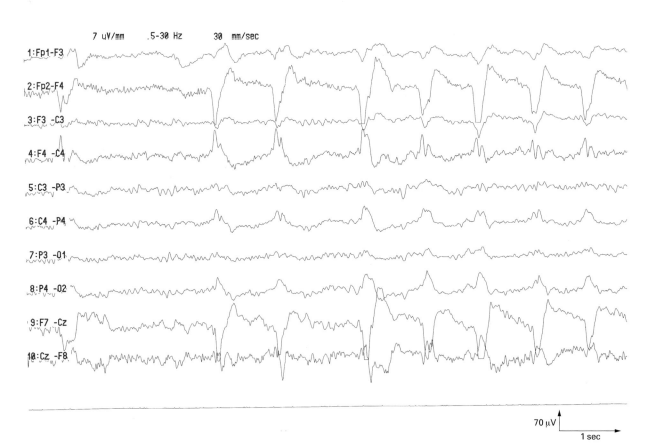

◘ Abb. 9.14 Auflösung siehe ► Abschn. 9.1

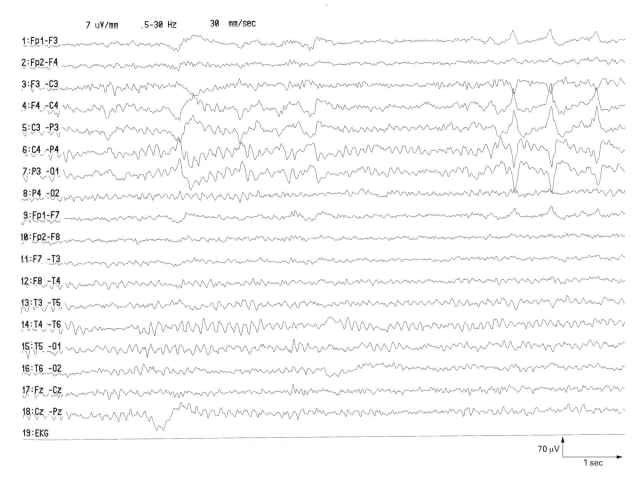

7 uV/mm   .5-30 Hz   30 mm/sec

1:Fp1-F3
2:Fp2-F4
3:F3 -C3
4:F4 -C4
5:C3 -P3
6:C4 -P4
7:P3 -O1
8:P4 -O2
9:Fp1-F7
10:Fp2-F8
11:F7 -T3
12:F8 -T4
13:T3 -T5
14:T4 -T6
15:T5 -O1
16:T6 -O2
17:Fz -Cz
18:Cz -Pz
19:EKG

70 µV
1 sec

Abb. 9.15   Auflösung siehe ▶ Abschn. 9.1

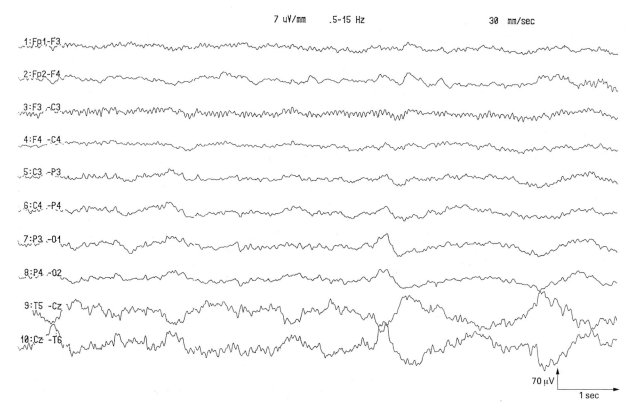

7 uV/mm   .5-15 Hz   30 mm/sec

1:Fp1-F3
2:Fp2-F4
3:F3 -C3
4:F4 -C4
5:C3 -P3
6:C4 -P4
7:P3 -O1
8:P4 -O2
9:T5 -Cz
10:Cz -T6

70 µV
1 sec

Abb. 9.16   Auflösung siehe ▶ Abschn. 9.1

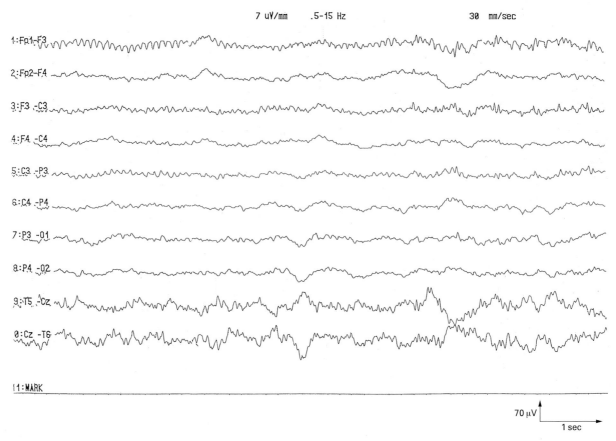

☐ **Abb. 9.17**   Auflösung siehe ▶ Abschn. 9.1

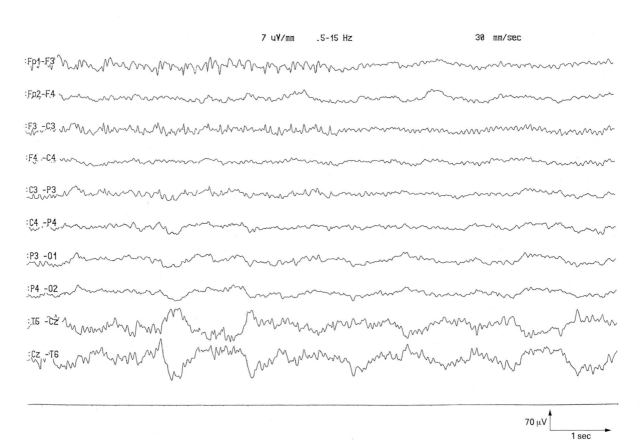

☐ **Abb. 9.18**   Auflösung siehe ▶ Abschn. 9.1

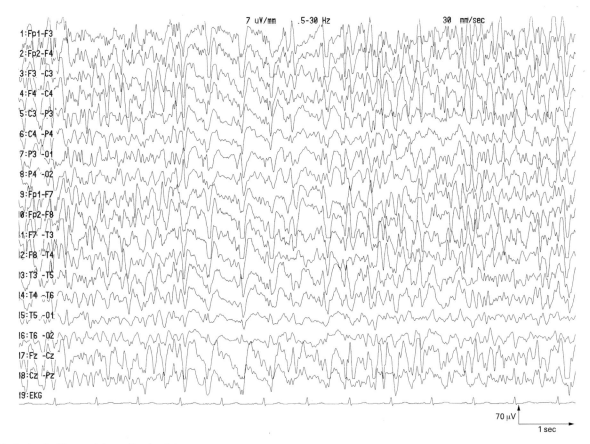

◘ Abb. 9.19 Auflösung siehe ▶ Abschn. 9.1

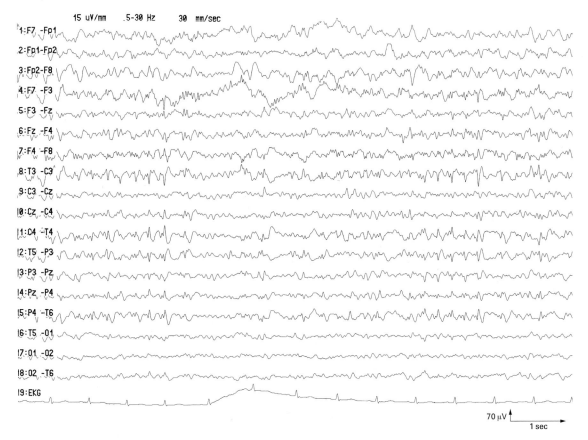

◘ Abb. 9.20 Auflösung siehe ▶ Abschn. 9.1

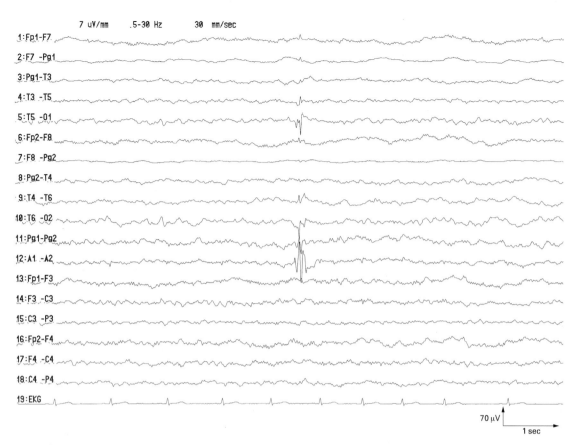

◼ Abb. 9.21   Auflösung siehe ▶ Abschn. 9.1

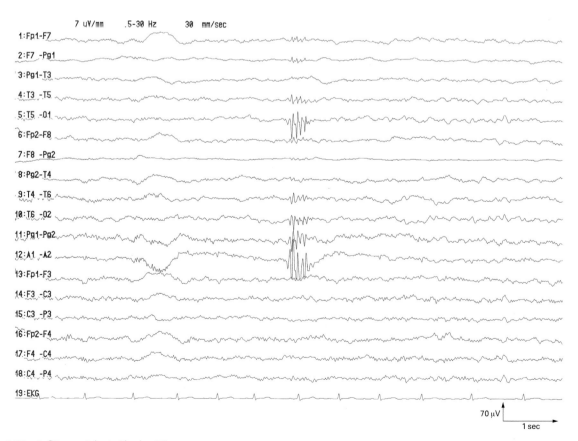

◼ Abb. 9.22   Auflösung siehe ▶ Abschn. 9.1

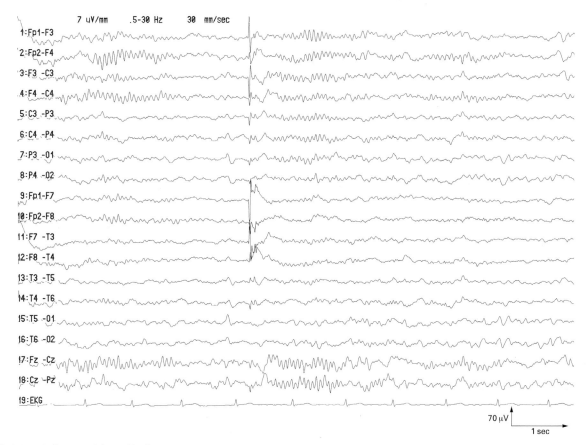

■ **Abb. 9.23** Auflösung siehe ▶ Abschn. 9.1

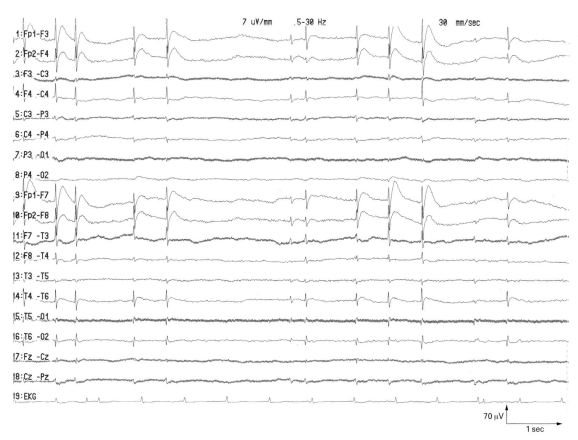

■ **Abb. 9.24** Auflösung siehe ▶ Abschn. 9.1

9

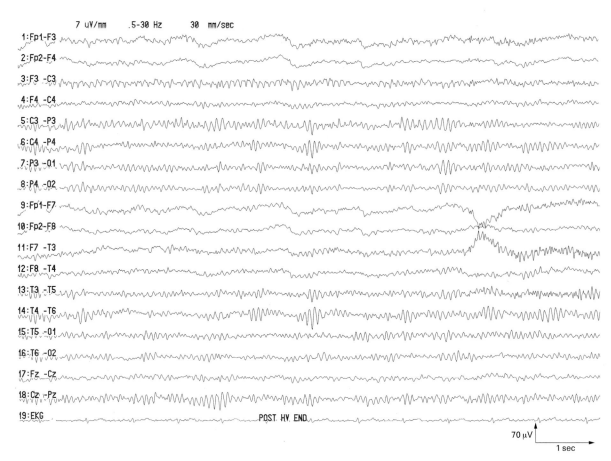

7 uV/mm   .5-30 Hz   30 mm/sec

1:Fp1-F3
2:Fp2-F4
3:F3 -C3
4:F4 -C4
5:C3 -P3
6:C4 -P4
7:P3 -O1
8:P4 -O2
9:Fp1-F7
10:Fp2-F8
11:F7 -T3
12:F8 -T4
13:T3 -T5
14:T4 -T6
15:T5 -O1
16:T6 -O2
17:Fz -Cz
18:Cz -Pz
19:EKG

POST. HV. END.

70 µV

1 sec

◘ Abb. 9.25   Auflösung siehe ▶ Abschn. 9.1

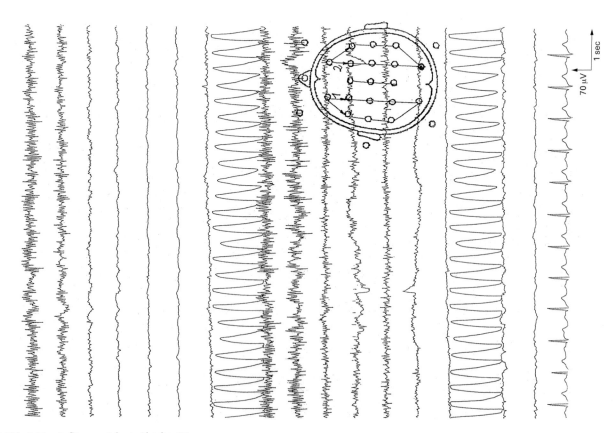

1 sec

70 µV

◘ Abb. 9.26   Auflösung siehe ▶ Abschn. 9.1

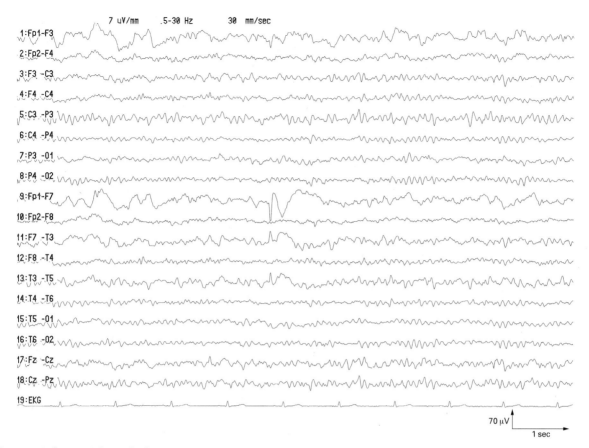

□ Abb. 9.27 Auflösung siehe ▶ Abschn. 9.1

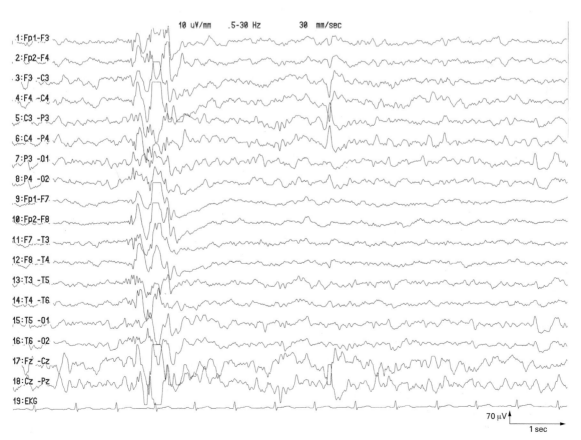

□ Abb. 9.28 Auflösung siehe ▶ Abschn. 9.1

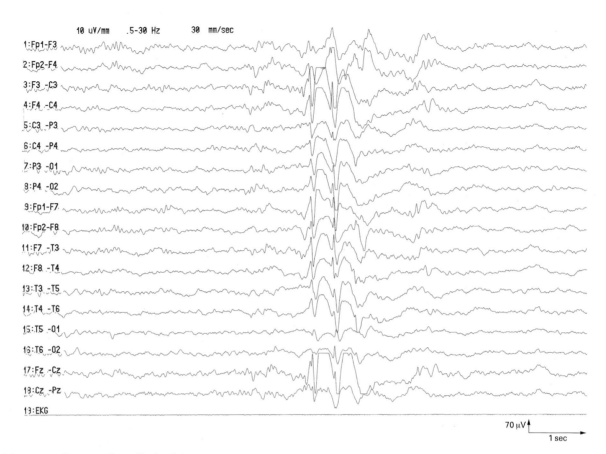

▫ Abb. 9.29   Auflösung siehe ▶ Abschn. 9.1

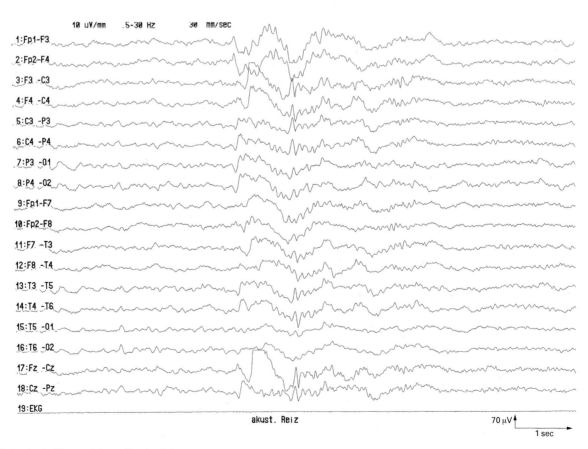

▫ Abb. 9.30   Auflösung siehe ▶ Abschn. 9.1

9.1   Auflösung

Abb. 9.1   Ermüdungsstadium mit Abflachung bzw. Verschwinden des Wachgrundrhythmus. In der Mitte nach Aufforderung zum Augenöffnen α-Aktivierung mit anteriorer Betonung (sog. anteriorisierte α-Aktivität), dann Lidöffnungs-, Lidschlag- und Lidschlussartefakte

Abb. 9.2   Okzipitale λ-Wellen nach Augenöffnen bei jugendlichem Probanden

Abb. 9.3   Vertexwelle mit Phasenumkehr über Cz als Ausdruck von Schlafstadium 1. Darstellung in der bipolaren Querreihe. Rechte Blattseite α-Aktivierung durch Augenöffnen

Abb. 9.4   Links im Bild Vertexwellen in der bipolaren Längsreihe mit Phasenumkehr zwischen C3 und C4 und über Cz (unten). Rechte Blattseite Weckreaktion und kurzstreckig sogenannte anteriorisierte α-Aktivität. F3-Artefakt in der linken Bildseite

Abb. 9.5   80-jähriger Patient mit Alzheimer-Demenz. Zustand nach einem Grand-mal-Anfall. EEG: ϑ-Dominanz von 7/s als Ausdruck einer leichten diffusen Funktionsstörung. Rechtsfrontaler Artefakt (über Fp2) bei hemifazialem Spasmus. Modifikation durch die 30-Hz-Filterung

Abb. 9.6   Ruheableitung zur Anfallsdiagnostik: Ermüdungsstadium mit frontaler subvigiler β-Aktivität. Verlangsamungsfokus links temporal, provoziert durch Ermüdung. „Spike" links okzipitotemporal mit Phasenumkehr über T5 und Ausbreitung bis T3 und O1

Abb. 9.7   Stadium erhöhter Müdigkeit mit unregelmäßiger ϑ-Grundaktivität und langsamen Augenbewegungen (linke Kurvenhälfte). In der Bildmitte schwache Arousal-Reaktion (geringer Vigilanzanstieg) über etwa 3 s mit ϑ-α-Aktivierung

Abb. 9.8   In der Mitte des Bildes Vigilanzeinbruch mit Abflachung und Fp1-, Fp2-Artefakt durch Lidmyoklonus (Kurvenmodifikation durch 30-Hz-Filter). Anschließend anterior dominierende β-Aktivität von 14–16/s (Schlafspindeln) und abortiver K-Komplex

Abb. 9.9   In der Mitte des Bildes einzelne linksbetonte POSTS und Vertexwellen mit Phasenumkehr über Cz. Schlafstadium 1

Abb. 9.10   Hypnagoge ϑ-Wellen des Ermüdungsstadiums (6/s) mit frontaler Betonung

Abb. 9.11   Frontal langsame Augenbewegung in der Ermüdung, okzipitale Grundaktivität amplitudengemindert und unregelmäßig. Einzelne BETS über T3 und Ausbreitung in die tiefe Temporalelektrode (Pg1). Temporale Reihenschaltung unter Einschluss der tiefen Temporalelektroden T1 und T2 (hier Pg1 und Pg2)

Abb. 9.12   30-jährige Patientin mit nächtlichen Frontallappenanfällen. Hemiatrophie rechts nach Leuchtgasvergiftung. EEG: Kein α-Grundrhythmus, Ermüdungsstadium. Über F4 ϑ-Fokus und einzelne suspekte „spikes"

Abb. 9.13   30-jährige Patientin mit nächtlichen Frontallappenanfällen. Hemiatrophie rechts nach Leuchtgasvergiftung. EEG: Fokales α-Muster über F4 mit Ausbreitung über die rechte Hemisphäre. Rechte Bildhälfte mit langsamen Augenbewegungen. Schlafstadium 1

Abb. 9.14   30-jährige Patientin mit nächtlichen Frontallappenanfällen. Hemiatrophie rechts nach Leuchtgasvergiftung. EEG: Rechtsseitig periodische Komplexe (biphasische steile Entladungen mit sehr langsamer zweiter Phase) einer Frequenz von 1/s mit Phasenumkehr über F4 und Ausbreitung nach Cz. Dabei keine klinischen Anfälle

Abb. 9.15   Elektromagnetische „kapazitive Artefakte" (durch Laufen im Raum) bei Ruheableitung

Abb. 9.16   Linksfrontales β-Muster (15/s) als subklinisches Muster über F3 bei nächtlicher Frontallappenepilepsie. Schlafstadium 1

Abb. 9.17   Linksfrontozentrales α-Muster (10/s) mit Maximum über F3 bei nächtlicher Frontallappenepilepsie. Schlafstadium 1

Abb. 9.18   Linksfrontale „mini-spikes" mit Phasenumkehr über F3, anschließend kurzstreckiges β-Muster bei Frontallappenepilepsie mit nächtlichen Anfällen. Schlafstadium 1

Abb. 9.19   Generalisierte amplitudenhohe ϑ-Aktivität mit einzelnen vorgelagerten suspekten „spikes" als Ausdruck eines abklingenden nonkonvulsiven Status

Abb. 9.20   Vereinzelt bilaterale „spikes" mit Maximum frontozentral sowie Unterbrechung der Spike-Aktivität im Mittelteil der Abbildung. Frontale β-Vermehrung als Ausdruck eines therapeutischen Clonazepam-Effekts bei abgeklungenem nonkonvulsivem Status. Bipolare Querreihe

Abb. 9.21   Bewegungsartefakt in der Ruheableitung bei 16-jähriger Patientin mit psychogenen, myoklonisch anmutenden Anfällen. Kein epilepsietypisches Feld. Temporale Längsreihe unter Einschluss von tiefen Temporalelektroden T1 und T2 (hier als Pg1 und Pg2). Ruheableitung mit Ermüdungszeichen

Abb. 9.22   Bewegungsartefakt in der Ruheableitung bei einer 16-jährigen Patientin mit psychogenen, myoklonisch anmutenden Anfällen. Kein epilepsietypisches Feld. Links im Bild langsame Augenbewegung. Ruheableitung mit Ermüdungszeichen

Abb. 9.23   Starker frontaler Lidmyoklonus, frontale β-Spindeln 12–14/s (frontale Schlafspindeln) als Ausdruck von Schlafstadium 2

Abb. 9.24   Ableitung unter Intensivbedingungen im hypoxischen Koma: Im EEG 50-Hz-Wechselstromartefakte links. Totale Abflachung des Grundrhythmus, unrhythmische Artefakte als direktes Korrelat eines Singultus

Abb. 9.25   μ-Rhythmus C3. Okzipitaler α-Rhythmus. Rechts einmaliger F7-Artefakt

Abb. 9.26   O2 Elektrodenartefakt bei psychogenem Status. Massive frontale Muskelartefakte. Unterdrückung des Grundrhythmus durch psychischen Verspannungszustand

Abb. 9.27   ϑ-δ-Fokus links frontotemporal. In der Mitte des Bildes „sharp wave" mit Phasenumkehr über F7 und Ausbreitung bis T3

Abb. 9.28   Generalisierter Spitzenparoxysmus links im Schlafstadium 1. In der Mitte des Bildes Vertexwelle, anschließend einzelne POSTS. Klinische Korrelation zur generalisierten idiopathischen Epilepsie. Empfindlichkeit reduziert auf 10 μV/mm

Abb. 9.29   Generalisierte frontal betonte Spike-wave-Komplexe (2/s) bei generalisierter idiopathischer Epilepsie im Schlafstadium 2. Empfindlichkeit reduziert auf 10 μV/mm

Abb. 9.30   Selbe Patientin wie in ◨ Abb. 9.29. K-Komplex mit Arousal-Reaktion. Schlafstadium 2 bei generalisierter idiopathischer Epilepsie ohne Spitzenpotenziale. Empfindlichkeit reduziert auf 10 μV/mm

9

Serviceteil

Glossar – 180

Literatur – 183

Quellenverzeichnis – 183

Sachverzeichnis – 184

© Springer-Verlag GmbH Deutschland, ein Teil von Springer Nature 2018
H. Kursawe, *Übungsbuch Klinisches EEG*
https://doi.org/10.1007/978-3-662-56756-2

Glossar

Abflachung (= Kurvendepression)   Fokale oder allgemeine begrenzte Abnahme der Amplituden der dominanten Frequenz, aber auch Wechsel zum Beispiel von α- auf β-Aktivität, die in der Regel amplitudengeringer als die α-Aktivität ist.

Aktivierung   Örtlich oder zeitlich begrenzte Zunahme einer schon vorhandenen Aktivität.

α-Aktivität   Aktivität im Frequenzbereich von 8–12/s (bis 13/s), zum Beispiel im Wachzustand der okzipitale α-Rhythmus oder die zentrale μ-Aktivität, im Schlafzustand die α-Tätigkeit bei den Arousal-Reaktionen.

α-Grundrhythmus   Vorherrschen von α-Aktivität über den posterioren Anteilen der Konvexität und über den hinteren Temporallappenregionen.

α-Koma   Unscharfer Begriff bei tief komatösen Patienten mit einer α-Tätigkeit im EEG, die während der gesamten Ableitdauer monoton und meistens mit niedriger Amplitude diffus verteilt registriert wird; meist keine Reaktion auf Schmerzreize. Hinweis auf pontine Läsion und schwere diffuse Hirnschädigung.

„Anteriorisierte" α-Aktivität   Bei zunehmender Vigilanzminderung und Zerfall der okzipitalen α-Aktivität Herausbildung einer α-Tätigkeit mit frontalem Amplitudenmaximum und einer Frequenz im unteren α-Bereich. Wiederkehren eines ähnlichen α-Rhythmus in den Arousal-Reaktionen im Schlaf.

Arousal-Reaktion   Enzephalographisch definiert durch das plötzliche Auftreten einer frontozentral betonten α-Aktivität, die in der Regel durch einen K-Komplex eingeleitet wird. Häufig ist damit ein abrupter Übergang von einem tieferen in ein leichteres Stadium des Non-REM-Schlafes oder in den Wachzustand mit der Möglichkeit des endgültigen Erwachens verbunden.

Benigne epileptiforme Transienten des Schlafs (BETS)   Auch „small sharp spike" (SSS). Kleine, steile, häufig (20–25 %) im leichten Schlaf (Schlafstadium 1–2) auftretende temporal gelegene mono- und biphasische Einzelpotenziale, die keine Beziehung zur Epilepsie besitzen.

Berger-Reaktion (= On-off-Effekt)   Prompte und normalerweise vollständige Blockade des α-Grundrhythmus bei visuellen Reizen durch Augenöffnen (On-Effekt). Die α-Tätigkeit wird durch eine amplitudengeringere höherfrequente Hirnrindentätigkeit aus dem β-Bereich abgelöst. Nach Lidschluss tritt der zuvor blockierte α-Grundrhythmus wieder auf und zeigt eine kurze Aktivierung mit Amplitudenzunahme und oft auch passagerer Steigerung der Frequenz der α-Wellen.

β-Aktivität   Alle Wellen im Frequenzbereich über 13 Hz. β-Wellen sind die eigentliche lokale Spontanaktivität der Hirnrinde unter der Vigilanzbedingung „hellwach/konzentriert".

„Bilateral independent periodic discharges" (BiPLED)   Bilateral unabhängige PLED, die auf eine schwerwiegendere Prognose hinweisen als PLED.

Bipolare Ableitung   Potenzialdifferenzen werden zwischen 2 hirnnahen Ableitpunkten registriert. Prinzipiell sind alle Ableitungen zwischen 2 Elektroden „bipolar" und geben die Differenz zwischen den beiden Elektroden wieder. Sogenannte „unipolare" Ableitungen sind solche einer „aktiven" Elektrode gegen einen elektrotechnisch zusammengefassten Mittelwert aus allen anderen Elektroden (s. Referenzableitung).

Bispike-wave-Komplexe (= Doppel-Spike-wave-Komplex)   Komplex aus 2 „spikes" und einer langsamen Welle.

„Breach rhythm" (= lokale abnorme Aktivierung)   Präzentral bis frontal gelegene unregelmäßige β-Tätigkeit oder amplitudenbetonte Mischaktivität aus α- und β-Wellen als Residualbefund nach einem Knochen- und Duradefekt. Die Abgrenzung gegen lokale epileptische Erregbarkeitssteigerungen ist in Einzelfällen problematisch.

„Burst suppression"   Sehr flache Abschnitte unter 5 μV, die mit Ausbrüchen („bursts") von Spitzen und/oder steilen Wellen und/oder polymorphen Komplexen abwechseln.

δ-Wellen   EEG-Aktivität mit einer Frequenz von weniger als 4 Hz.

δ-Wellen der Jugend (= „δ of youth" oder „δ de jeunesse")   Monomorphe hohe 3–4/s-Wellen parietookzipital mit Ausbreitung nach okzipitotemporal, die meist bilateral synchron, aber auch asymmetrisch und wechselnd seitenbetont vorkommen können.

δ-Schlaf (= „slow waves sleep")   Nach den Kriterien von Rechtschaffen und Kales sind δ-Wellen von 2 Hz oder langsamer und 75 μV oder höher das bestimmende Merkmal.

Desynchronisation   Elektroenzephalographische Beschreibung für die Verschiebung von einer synchronen, meist langsamen Aktivität zu einer amplitudengeringeren und schnelleren Aktivität.

Epilepsietypische Potenziale (ETP)   Pathologische Wellenformen im EEG, die bei epileptischen Erkrankungen beobachtet werden und folgende Kriterien erfüllen:

- Das ETP besteht aus einer steilen Welle, die klar aus der Grundaktivität herausragt und diese unterbricht.
- Die steile Welle ist in der Regel von einer trägen Nachschwankung gefolgt.
- Die elektrische Feldverteilung ist logisch, d. h. vereinbar mit einem zerebralen Generator, der fokal oder generalisiert aktiv ist.

Fotosensibilität   Unscharf definierter Begriff, der eine Überempfindlichkeit des Gehirns gegenüber Lichtreizen mit Auftreten von epilepsietypischen EEG-Veränderungen (fotoparoxysmale Reaktion), epileptischen Anfällen (Reflexanfälle) oder Myoklonien bezeichnet.

Fotostimulation   Ansteigende Blitzserien, intermittierend für jeweils 8–10 s, anschließend eventuell gleichmäßig die Reizfrequenz verlangsamend oder beschleunigend für die Dauer von mindestens 2 min. Die Fotostimulation kann verschiedene normale und abnorme Effekte im EEG auslösen, wie eine Änderung der normalen Grundaktivität durch Vigilanzmodifikation, rhythmische Folgereaktionen, verschiedene Ausprägungen der Fotosensibilität und fotomyoklone Reaktionen.

Fotomyoklone Reaktionen (= fotomyogene Reaktion)   Unspezifisches Phänomen auf der Basis eines gesteigerten physiologischen Reflexes, der über den Hirnstamm geschaltet wird. Im EEG in den frontalen Ableitungen Muskelspitzen, die mit feinen Myoklonien der periorbikulären Muskulatur verknüpft sind. Die Latenz ist an den Lichtreiz gebunden. Das Phänomen endet mit der Fotostimulation.

Fotoparoxysmale Reaktion   Pathologische Reaktion des EEG bei der Fotostimulation, die durch „polyspikes" bzw. Spike-wave-Komplexe gekennzeichnet ist, die von okzipitalen, stimulationssynchronen „spikes" bis zu generalisierter epilepsietypischer Aktivität reichen, welche die Stimulation überdauern können. Nur generalisierte (Poly-)Spike-wave-Komplexe sind eindeutig mit Epilepsie assoziiert, insbesondere dann, wenn sie nicht spontan sistieren und/oder die Stimulation überdauern. Wenn darüber hinaus ein epileptischer Anfall ausgelöst wurde, benutzte man früher die Bezeichnung fotokonvulsive Reaktion.

Fotokonvulsive Reaktion   Fotoparoxysmen in der beschriebenen Weise, die einen generalisierten epileptischen Anfall auslösen.

Frontale intermittierende rhythmische δ-Aktivität (FIRDA)   Frontale, meist in kurzen Gruppen und besonders monomorph auftretende δ-Wellen um 2,5/s mit sinusförmiger Konfiguration. Typisch ist die prompte Blockade durch Augenöffnen. Korrelation besteht zu größeren oder tiefer liegenden Hemisphärenprozessen und stärkerem perifokalem Ödem (Begriff wird von Zschocke und Hansen (2011) eng begrenzt als Ausdruck eines umschriebenen Hemisphärenprozesses oft einseitig oder seitenbetont angewandt, spricht aber für eine funktionelle Auswirkung dieses Prozesses auch auf die Mittellinienstrukturen). Der rhythmische Charakter gilt als allgemeiner Hinweis auf eine sogenannte projizierte δ-Aktivität.

Funktionsstörung, diffuse   Verlangsamung der Grundaktivität ab 8/s (≈ „leichte" Funktionsstörung) bis in den ϑ- (≈ „mäßige" Funktionsstörung) und δ-Bereich (≈ „schwere" Funktionsstörung). Diffuse Funktionsstörungen sind kontinuierliche generalisierte Verlangsamungen, die unabhängig vom Alter immer als abnorm oder pathologisch beurteilt werden. Es gibt aber keine strenge Korrelation zwischen dem Grad der Frequenzverlangsamung und der Schwere der diffusen zerebralen Funktionsstörung. Ausgenommen von dieser Korrelation sind auch jegliche Vigilanzminderungen bis zum Schlaf, etwaige medikamentöse Einflüsse und besondere EEG-Veränderungen im Koma, bei denen zum Beispiel der Befund eines α-Komas eine „schwere" Hirnschädigung anzeigen würde.

Funktionsstörung, regionale oder lokale (= „Herd" oder „Herdstörung") Lokalisierte Veränderungen, die immer pathologisch beurteilt werden. Dabei kann es sich um eine unregelmäßige lokalisierte Tätigkeit, eine örtlich begrenzte Abnahme der Amplituden einer schon vorhandenen Aktivität oder um eine örtlich begrenzte Zunahme der Amplituden einer schon vorhandenen Aktivität handeln (z. B. α- oder β-Aktivierung). Der Begriff fokal wird in der Epileptologie für interiktuale und iktuale epilepsietypische Entladungen benutzt, die mit invasiven Elektroden abgeleitet werden und sich auf eine oder 2 Elektroden beschränken. Bei der Ableitung mit Skalp-Elektroden wird in der Epileptologie der Begriff regional als die höchst mögliche Lokalisationsstufe bezeichnet.

Grundaktivität, normale Grundaktivität oder Grundtätigkeit ist jede mehr oder weniger kontinuierliche EEG-Aktivität einer bestimmten Hirnregion, von der sich normale und abnorme generalisierte und regionale EEG-Wellen abheben. Normale Grundaktivität ist die bei der Mehrzahl gleichaltriger gesunder Probanden im wachen Ruhestand über bestimmten Hirnregionen zu beobachtende dominierende EEG-Tätigkeit.

Grundaktivität, abnorme Generalisierte, kontinuierliche Veränderungen der Grundtätigkeit, die bei der Mehrzahl gesunder Menschen unter Berücksichtigung der physiologischen Parameter wie Alter und Schlaf nicht vorkommen. Es handelt sich dabei um Veränderungen, die per se keinen Krankheitswert besitzen.

Grundaktivität, unregelmäßige oder irreguläre Erweiterung des Frequenzbereichs mit so unregelmäßigen Mischverhältnissen, dass eine dominante Aktivität nicht erkennbar ist. Grenzbereich zur diffusen Funktionsstörung.

Grundaktivität, instabile Schwankungen der Frequenz der dominanten Aktivität innerhalb eines begrenzten Bereichs.

Grundrhythmus Regelmäßige EEG-Tätigkeit über den hinteren Schädelregionen (siehe α-Grundrhythmus).

Hyperventilation Überatmung mit geschlossenen Augen für 3 min unter Beibehaltung der eingangs gewählten Montage. Bewertet werden kontinuierliche und intermittierende Verlangsamungen (siehe dort) und Unregelmäßigkeiten bis zu generalisierten δ-Wellen hoher Amplitude als definitionsgemäß abnorme Phänomene. Eine generalisierte unregelmäßige langsame Tätigkeit kann noch bis zu 90 s nach Hyperventilation auftreten und erfordert eine besondere Bewertung. Pathologisch sind deutlich seitendifferente Hyperventilationsveränderungen und epilepsietypische Potenziale.

Hypnagoge ϑ-Wellen Frontal betont auftretende, relativ frequenzstabile ϑ-Aktivität von 6–7/s-Wellen als Ausdruck der Ermüdung im beginnenden Schlafstadium 1.

Intermittierende rhythmische δ-Aktivität (IRDA) Intermittierendes Auftreten von kurzen Gruppen monomorpher und rhythmisierter δ-Wellen einer Frequenz von 2–3/s, meist als Projektion von tiefer liegenden und ausgedehnten Prozessen einer Hemisphäre mit Beeinträchtigung der Hirnstrukturen der Mittellinie, insbesondere in der Umgebung des dritten Ventrikels oder des Aquädukts (s. auch FIRDA).

Intermittierende Verlangsamung Intermittierende irreguläre, eher rhythmische Unterbrechung der Grundaktivität von langsamen Wellen, soweit dies nicht durch Ermüdung bedingt ist. Eine intermittierende Verlangsamung kann generalisiert oder regional bzw. lateralisiert auftreten, wobei Letzteres für eine gleichseitige Hirnfunktionsstörung spricht, was allerdings nicht für infratentorielle Prozesse zutrifft. Die intermittierende Verlangsamung ist unspezifisch und kann auch andere unterschiedliche Ursachen haben (z. B. Medikamente, frühkindlicher Hirnschaden, Migräne). Seltener ist sie Ausdruck vorausgegangener epilepsietypischer Veränderungen, wie zum Beispiel beim postiktualen Syndrom oder als Intervallbefund bei generalisierter idiopathischer Epilepsie.

Komplex Koppelung von 2 oder mehr Wellen verschiedener Systeme, zum Beispiel eines erregenden und eines hemmenden, oder Wiederauftreten mit einer annähernd gleichen Form, die sich von der Grundaktivität abhebt (siehe auch K-Komplex).

K-Komplex Besteht aus einer kleinen schärferen negativen Komponente (Erregung) mit zentralem Maximum und einer langsamen amplitudenhohen negativ-positiven Nachschwankung (Hemmung) mit einem frontalen Maximum. Die Bezeichnung rührt von der akustischen („knock") Auslösbarkeit her. Häufig Auslaufen des Komplexes in einer spindelartigen 12–15/s-Überlagerung. K-Komplexe treten spontan und durch Reize induziert im Schlafstadium 2 auf.

λ-Wellen Steil akzentuierte Potenziale der Okzipitalregion, die bei offenen Augen im Zusammenhang mit sakkadischen Augenbewegungen auftreten. Ableitung stets bilateral, wenn auch oftmals asymmetrisch. Korrelation zur aufmerksamen Betrachtung einfacher Bildmuster.

Langsame α-Variante (5–6/s) Dabei handelt es sich um okzipitale Frequenzen um 5–6/s, die in einem festen Frequenzverhältnis von 1:2 zu den ebenfalls vorhandenen α-Wellen stehen und gut an den durch Überlagerung entstandenen Potenzialformen („Einkerbungen") erkennbar sind.

Lateralisiert Seitenbetonter Beginn oder seitenbetonte Ausprägung einer bilateralen Veränderung.

µ-Rhythmus Zentroparietaler Rhythmus im α-Frequenzbereich mit arkadenförmiger Potenzialform und häufig einseitigem oder links-rechts-alternierendem Auftreten. Keine Beeinflussung durch visuelle Reize. Unterdrückbarkeit durch Aktivierung der motorischen Hirnregion, zum Beispiel durch kontralaterale Daumenbewegung.

Multifokal Mehr als 2 asynchron auftretende Herde über einer oder beiden Hemisphären (in der Epileptologie ausschließlich benutzt für interiktuale Entladungen bei mehr als 3 unabhängigen Foci, diagnostiziert mit invasiven Elektroden).

Non-REM-Schlaf Schlafstadien 1–4 entsprechend der Definition von Rechtschaffen und Kales.

Okzipitale intermittierende rhythmisierte δ-Aktivität (OIRDA) Okzipital betont projizierte δ-Wellen bei Kindern, wie bei FIRDA und IRDA beschrieben.

Paroxysmus EEG-Tätigkeit, die sich durch ihre Form und Amplitude von der Grundaktivität deutlich abhebt, plötzlich auftritt und endet und zumeist nur flüchtig besteht. Beschreibung nach Häufigkeit, zeitlicher Abfolge, Form, Amplitude, Frequenz und Topographie notwendig (Benutzung üblicherweise bei epilepsietypischen Potenzialen).

Pathologische EEG-Veränderungen Gewisse Veränderungen der Grundaktivität, regionale Verlangsamungen und epilepsietypische Potenziale, bei denen nach empirischen Kriterien sicher ein krankhafter Zustand des Gehirns besteht.

„Periodic lateralised epileptiform discharges" (PLED) Auch periodisch lateralisierte epileptiforme Komplexe (PLK) genannt. Besondere Form von Graphoelementen, die im Regelfall auf eine Hemisphäre begrenzt, fokal betont, längere Zeit quasi periodisch auftreten und die mit epileptischen Erregbarkeitssteigerungen verknüpft sind, selbst jedoch nicht unbedingt epileptischen Phänomenen entsprechen müssen. Meist Komplexe bi- oder triphasischer Potenziale mit langsamer Nachschwankung und wechselnder Ausbreitung innerhalb der betroffenen Hemisphäre sowie geringer Projektion in die kontralaterale Hirnhälfte. Häufig als Ausdruck eines akut umschriebenen Prozesses bei multimorbiden Patienten, meist mit fokalen Anfällen oder Status verbunden. In seltenen Fällen treten sie als BiPLED („bilateral independent periodic discharges") auch unabhängig über beiden Hemisphären auf.

Periodisch Gruppen oder Komplexe treten in relativ gleichen Zeitabständen für einen definierten Zeitraum wiederholt auf.

Phasenumkehr Besonderes Produkt der bipolaren Reihenableitungen zur besseren Identifizierung von regionalen Funktionsstörungen. Manifestation der Phasenumkehr in 2 Formen:

→ Eine **enge Phasenumkehr** entsteht, wenn die Elektrode, die der Aktivität am nahesten liegt, in der Reihenschaltung einmal in den B- und in der Schaltung dahinter in den A-Eingang des Verstärkers eingeht, also F3/C3, C3/P3.

— Bei ausgedehnter regionaler Funktionsstörung, die mehr als 2 Elektroden betrifft, führt die gegenseitige Verschaltung von 2 benachbarten Elektroden im Herd selbst zu einer Potenzialunterdrückung, weil in beide Verstärkereingänge praktisch das gleiche Potenzial einfließt, d. h. beide Elektroden auf einer Iso- oder **Äquipotenziallinie** liegen. Die benachbarten herdferneren Elektroden bilden in der bipolaren Längsreihe Potenzialdifferenzen zueinander in Gegenphase ab (**weite Phasenumkehr**).

Phasisch   Damit verbinden sich 4 Unterbegriffe:

— **monophasisch** – das Potenzial geht nur nach negativ oder positiv und kehrt anschließend wieder zur Grundlinie zurück

— **biphasisch** – das Potenzial geht primär nach negativ (bzw. positiv), sekundär nach positiv (bzw. negativ) und kehrt dann wieder zur Grundlinie zurück

— **triphasisch** – das Potenzial geht primär nach negativ (positiv), sekundär nach positiv (negativ), tertiär nach negativ (positiv) und kehrt es dann wieder zur Grundlinie zurück

— **polyphasisch** – Potenzialablauf ab 4 Phasen

Photic-driving-Effekt   Physiologischer Ankopplungseffekt in Form einer rhythmischen Folgereaktion im EEG, erkennbar an okzipital betonten, seitensymmetrischen Wellen, die mit den Lichtreizen streng korrelieren.

Polymorphe δ-Aktivität (PDA)   Arrhythmische, unregelmäßige δ-Wellen von 0,5–3/s mit variablem ϑ- und Subdelta-Anteil. Prinzipiell ist die PDA generalisiert oder fokal möglich. Der Begriff wird jedoch von Zschocke und Hansen (2011) als Ausdruck für eine lokale Störung der neuroglialen Funktion, zumeist auch für eine Läsion gebraucht.

„Polyspike"   Gruppe aus 2 oder mehreren „spikes".

Polyspike-wave-Komplex (PSW-Komplex)   Komplex aus mehr als 2 „spikes", gefolgt von einer oder mehreren langsamen Wellen.

Positive okzipital scharfe Transienten im Schlaf (POSTS)   Maximal über der okzipitalen Mittellinie ausgeprägte, oberflächenpositive, einzeln oder repetitiv auftretende scharfe Transienten im Schlaf mit variierender Amplitude, meist unter 50 µV. Auftreten in den Non-REM-Schlafstadien. POSTS erscheinen okzipital oberflächenpositiv, jedoch nur aufgrund des Prinzips der Differenzverstärkung in den bipolaren Reihenschaltungen mit negativen Auslenkungen, weil die okzipitalen Elektroden in den B-Kanal des Verstärkers eingehen.

Referenzableitung   Ableitung zwischen einem hirnnahen und einem relativ indifferenten hirnfernen Ableitpunkt.

REM-Schlaf   Traumschlaf mit schnellen Augenbewegungen (REM = „rapid eye movement"), flacher, unregelmäßiger ϑ- oder wachähnlicher α-Grundaktivität sowie stark abgeflachtem oder aufgehobenem tonischem EMG.

Schlafspindeln   Frequenzstabile, an Amplitude zu- und abnehmende Aktivität aus dem unteren β-Bereich mit einer Dauer von 0,5–1 s. Frontale Schlafspindeln haben eine Frequenz um 12/s, parietale Schlafspindeln eine Frequenz um 14/s. Die Schlafspindel ist Definitionsmerkmal für das Schlafstadium 2, kommt aber abnehmend auch in den Stadien 3 und 4 vor.

Schlafstadium 1   Gekennzeichnet durch eine flache, unregelmäßige Aktivität von α-, β- und ϑ-Wellen mit Vertexwellen.

Schlafstadium 2   Gekennzeichnet durch K-Komplexe und/oder Schlafspindeln bei einer Grundaktivität des Schlafstadiums 1. Bis zu 20 % dürfen δ-Wellen des Tiefschlafs auftreten.

Schlafstadium 3   Kennzeichnendes Merkmal sind δ-Wellen von 2/s oder langsamer und 75 µV oder mehr, die wenigstens 20, aber höchstens 50 % der Epoche ausmachen.

Schlafstadium 4   Gekennzeichnet durch mehr als 50 % der oben definierten δ-Aktivität während der Epoche.

Schnelle α-Variante (16–18 [–20]/s)   Dabei handelt es sich und einen Grundrhythmus im β-Bereich (meist 16–18/s) mit zeitweiligem Wechsel in den α-Bereich, wobei die schnellen Frequenzen zu diesen α-Wellen in einem Frequenzverhältnis von 2:1 stehen und durch Überlagerungen Formbesonderheiten („Bifurkationen") zeigen.

„Sharp wave" (steile Welle)   Steil ansteigender Transient mit variabler Amplitude (primär negativ, sekundär positiv, mono-, bi- oder triphasisch), der sich deutlich von der Grundaktivität abhebt und eine Wellendauer von etwa 80–200 ms aufweist.

Sharp-slow-wave-Komplex (SSW-Komplex oder Slow-spike-wave-Komplex)   „Sharp wave" gefolgt von einer langsamen Welle, deren Frequenz und Amplitude angegeben werden müssen.

Spitzenpotenziale   Graphoelemente, die auf das Vorliegen einer abnormen Erregbarkeitssteigerung hinweisen. Häufig gebrauchter Oberbegriff für „spikes" und „sharp waves" (abzulehnen sind Begriffe wie Krampfpotenziale, Krampfstrompotenziale und hypersynchrone Potenziale).

„Spike" (Spitze)   Steil ansteigende und abfallende Welle, meist negativ, gelegentlich biphasisch oder triphasisch mit einer Dauer von weniger als 80 ms.

Spike-wave-Komplex (SW-Komplex oder Spitze-Welle-Komplex)   Komplex aus einem „spike" und einer langsamen Welle, deren Frequenz und Amplitude beschrieben werden müssen. In der Regel ist der „spike" der langsamen Welle vorgelagert, kann sich aber auch im aufsteigenden Schenkel der langsamen Welle formieren.

„Subclinical rhythmic EEG discharges in adults" (SREDA)   Bei Erwachsenen (>50 Jahre) im Wachzustand und Schlafstadium 1 selten vorkommende uni- oder bilaterale ϑ-Wellen-Gruppen (5–7/s), die keine nachfolgende Verlangsamung haben und nicht mit Epilepsie assoziiert sind.

Subvigiles β   Schnelle β-Aktivität von 20–40/s, im Wachzustand und Schlafstadium 1 sowie im REM-Schlaf auftretend.

Synchronizität   Synchrones Auftreten von gleichen Mustern unter verschiedenen Ableitpunkten.

ϑ-Wellen   EEG-Aktivität einer Frequenz von 4–7/s.

Transient   Einzeln auftretendes Graphoelement, das sich von der Grundaktivität eindeutig abhebt. Dabei kann es sich auch um einzeln auftretende komplexe Phänomene handeln. Der Begriff „Transient" ist unabhängig vom physiologischen oder pathologischen Wert eines Musters. Aufeinander folgende Transienten müssen durch kurze Abschnitte von Grundaktivität voneinander getrennt sein.

Vertexwellen   Meist als transientes, gelegentlich aber auch seriell auftretendes, steiles, kortexoberflächennegatives oder negativ-positives Potenzial im frühen Non-REM-Schlaf, seltener auch im REM-Schlaf, mit Amplituden bis zu 200 µV und der maximalen Ausprägung über dem Vertex.

Literatur

Deutsche EEG-Gesellschaft (1985) Richtlinien zur Beschreibung und Beurteilung des EEG. EEG-Labor 7: 1–3

Doose H (2002) Das EEG bei Epilepsien im Kindes- und Jugendalter. Desitin Arzneimittel GmbH, Hamburg

Kubicki SK, Ehlert-Spieweg I, Herrmann WM (1997) Das Westend-Schlaf-Glossar. Z EEG-EMG 28: 218–253

Lüders HO, Noachtar S (1994) Atlas und Klassifikation der Elektroenzephalographie. CIBA-GEIGY, Wehr

Niedermeyer E, Lopes da Silva F (eds) (1998) Electroencephalography: basic principles, clinical applications and related fields, 4th ed. Lippincot Williams & Wilkins, Philadelphia

Noachtar S, Binnie C, Ebersole J, Maugulière F, Sakamoto A, Westmoreland B (2004) Glossar der meistgebrauchten Begriffe in der Klinischen Elektroenzephalographie und Vorschläge für die Befunderstellung. Klin Neurophysiol 35: 5–21

Weinmann H-M (1986) Ableitung und Beschreibung des kindlichen EEG, 2. Aufl. Zuckschwerdt, München

Zschocke S, Hansen H-C (2011) Klinische Elektroenzephalographie, 3. Aufl. Springer, Heidelberg

Quellenverzeichnis

- Kurven aus der EEG-Abteilung für klinische Neurophysiologie der FU Berlin (Klinikum Westend, St. K. Kubicki): Abb. 2.13 bis 2.28, Abb. 3.18 und 3.19
- Kurven aus dem EEG-Labor des Charité-Neubaus (I. Flemming): Abb. 6.1 bis 6.14, Abb. 6.16 bis 6.46
- Alle übrigen Kurven wurden im EEG-Labor des Alexianer St. Josefs-Krankenhauses Potsdam (H. K. Kursawe) mit dem EEG-Gerät der Fa. Medelec und der Videometrieanlage Brainstar der Fa. Schwind abgeleitet.

Sachverzeichnis

A

Adiuretinsekretion, inadäquate   143, 144
Allgemeinveränderung   2
Alphaaktivierung (α-Aktivierung)   82, 83
Alphaaktivität (α-Aktivität), anteriorisierte   29
Alphavariante
– langsame   20
– schnelle   22
apallisches Syndrom   90
Artefakte   49, 51, 52, 53, 54, 55, 56, 57, 58, 59, 60,
   61, 62, 63, 64, 65, 66, 67, 68, 69
Augenartefakte   50

B

Beatmungsartefakte   67, 68
benigne epileptiforme Transienten des Schlafs
   (BETS)   23, 24
Berger-Reaktion   10, 11, 128
Betaaktivierung (β-Aktivierung)   84
– drogeninduziert   91, 92
Betawellen (β-Wellen), subvigile   26
Bewegungsartefakte   64, 66, 68
bilateral independent periodic discharges
   (BiPLED)   145
breach rhythm   84
Bulbusartefakte   53, 54
burst suppression   75, 92

C

Carbamazepin-Intoxikation   140, 141
Creutzfeldt-Jakob-Erkrankung   87, 88

D

Deltaaktivierung (δ-Aktivierung), paradoxe   86
Deltaaktivität (δ-Aktivität)
– bei Herpes-simplex-Enzephalitis   112
– polymorphe   39
Deltamuster (ϑ-Muster)   110, 111
Deltaschlaf (δ-Schlaf)   31, 32

E

EKG-Artefakte   54, 55
Elektrodenartefakte   59, 60, 61, 62, 63, 65, 67
Enzephalitis, virale   135, 136, 137, 138
Enzephalopathie
– hepatische   128, 129, 130
– urämische   126, 127
Epilepsie   95
– juvenile myoklonische (JME)   96, 97
– nonkonvulsiver Status   100, 116, 117, 118,
   119, 120, 121, 122, 123

F

fotomyogene Reaktion   44
fotoparoxysmale Reaktion   44, 45, 46, 47
Fotostimulation   15, 41, 42, 43
Frontallappenepilepsie   109, 110

G

Grundaktivität   2

H

Herd   2
Herpes-simplex-Enzephalitis   112, 113, 114, 133,
   134
Herzschrittmacher   19
Herzschrittmacherartefakte   55
Hirnfunktionsstörung
– leichte, diffuse   72
– mäßige, diffuse   73, 90
– schwere, diffuse   74, 75, 76
Hirnschaden, hypoxischer   130, 131, 132
Hyperventilation   14, 15, 33, 38
– bei Epilepsie   41
Hyponatriämie   142, 143, 144, 145

I

intermittierende rhythmische δ-Aktivität (IRDA)
   38
intermittierende rhythmisierte δ-Wellenaktivität
   (IRDA)   78

K

Kauartefakte   69
K-Komplexe   29, 30, 31
– bei Epilepsie   100, 101
Koma   85, 86, 89, 94
– hypoxisches   132

L

Lidmyoklonien   52
Lidschlagartefakte   50, 51, 52
Lithiumintoxikation   138, 139

M

Müdigkeit   13, 26, 27
Myoklonien   51, 115, 116

N

Narkose   156, 157, 158, 159, 160
Nystagmusartefakte   53, 59

O

Ohrring   69
Oxcarbazepin-Intoxikation   142, 143

P

Paroxysmus, okzipitaler   109
periodic lateralised epileptiform discharges (PLED)
   105, 107, 146, 147
– postiktuale   155, 156
Phasenumkehr   154
photic driving   18, 42, 43, 44
Pneumokokkenmeningitis   92, 93
Polyspike-wave-Komplexe   96
positive okzipitale scharfe Transienten im Schlaf
   (POSTS)   23, 28
Pulsartefakte   56

R

Reizung, visuelle   13, 15, 17
repetitive Muster   77, 87

S

Schlaf   27, 28, 29, 30, 31, 32, 33
Schlafspindeln   29, 30
Schluckartefakte   57
Schnarchen   68
Schwitzartefakte   59
SEM (slow eye movements)   16
sharp waves   101, 102, 103, 104, 105, 107, 111
– Rolando   108
Singultusartefakte   58
spikes, interiktuale   109, 110
Spike-wave-Komplexe   39, 40, 97, 98, 99
– unter Fotostimulation   98
– unter Hyperventilation   97

epilepsietypische Potenziale (ETP)   60, 61, 153,
   154, 155
– unter Narkose   156, 157, 158, 159, 160
Ermüdungszeichen   27
Erregbarkeitssteigerung   33, 34
evozierte Potenziale   43

T

Thetanormvariante   21
Thetawellenherd (ϑ-Wellenherd)   79, 80, 81
Thetawellen (ϑ-Wellen), hypnagoge   26
Tremorartefakte   57, 58
triphasische Potenziale   77, 87, 88

V

Vaskulitis, zerebrale   38
Verlangsamung   2
– hemisphärielle   152
– intermittierende   78, 79, 151
Vertexwellen   27, 29, 30
Vigilanzänderungen   33, 34, 35
Vigilanzminderung   13
Vigilanzstörung, postiktuale   148, 149, 150

W

Wellenspitzenpotenzialherd   81, 82

Printed by Wilco bv, the Netherlands